50

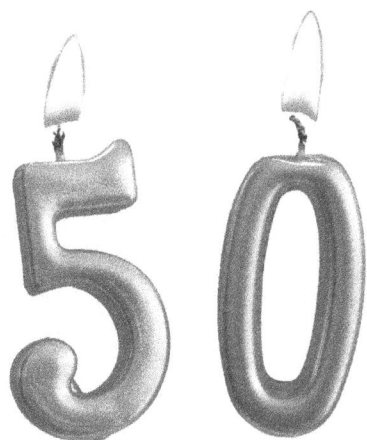

A MIS ESPALDAS Y A MÍ ME IMPORTA UN BLEDO

TANIA MARTÍNEZ

50 A MIS ESPALDAS Y A MÍ ME IMPORTA UN BLEDO

EL MÉTODO PARA MEJORAR TU VIDA, SENTIRTE JOVEN Y VOLVER A ILUSIONARTE

HarperCollins

Editado por HarperCollins Ibérica, S. A.
Núñez de Balboa, 56
28001 Madrid

Cincuenta a mis espaldas y a mí me importa un bledo.
El método definitivo para mejorar tu vida, sentirte joven y volver a ilusionarte
© 2022, Tania Martínez
© 2022, para esta edición HarperCollins Ibérica, S. A.

Diseño de cubierta: María Pitironte
Diseño de interiores: María Pitironte
Recursos gráficos: Shutterstock
Maquetación: Raquel Cañas
Foto de solapa: Facilitada por el autor

ISBN: 978-84-9139-732-8
Depósito legal: M-37049-2021

A mi padre, por enseñarme a no rendirme
y seguir siendo desde el cielo el timón de mi viaje.

A mi marido, por ser parte
de mi brújula en esta vida.

A mis hijos, para que descubran que el destino
que desean les está esperando siempre
que estén dispuestos a dar el primer paso.

Índice

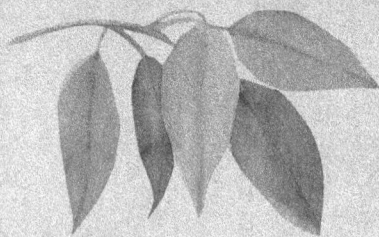

PARTE

I

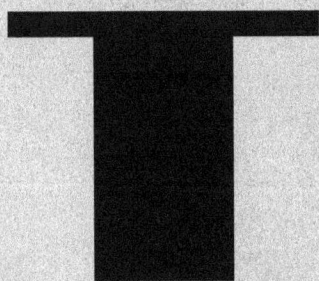

¡Cumples cincuenta!

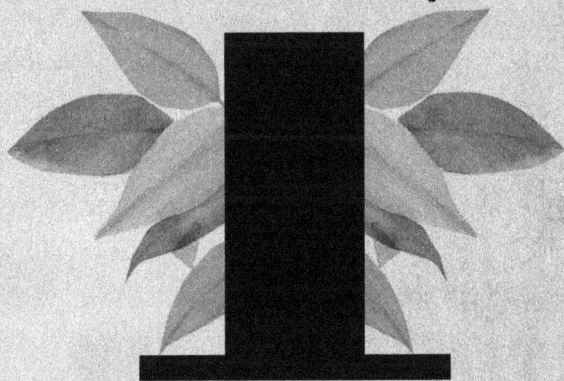

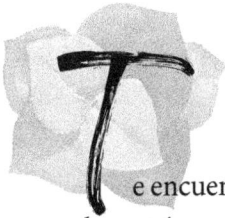

*T*e encuentras aquí, a punto de cumplir cincuenta años y no sabes qué pensar, no sabes a qué atenerte. Siempre, desde que eras pequeña, habías visto a la gente de cincuenta años como personas mayores, y ahora tú estás muy cerca de cumplirlos o justamente los acabas de celebrar. Y te encuentras bien, o por lo menos no te encuentras como suponías que con esta edad te encontrarías. Sin embargo, hay algo dentro de ti que no sabes muy bien qué es, que no sabes cómo explicarlo, que te incomoda, que te hace sentir inquieta, y a la vez te produce desazón. Es como un gusanito que necesita reaccionar, que necesita replantearse ciertas cosas, pero que no sabe bien ni qué es ni por dónde empezar a buscar.

En los próximos capítulos de este libro descubrirás que nada de lo que te está pasando es algo fuera de lo común, que todo eso que sientes, te planteas y te replanteas tiene que ver con el ciclo natural de la vida. Como verás, todo en la vida tiene unos tiempos y ahora por fin ha llegado el momento de dejar de lado la faceta de trabajadora, madre, amiga, hija… y de centrarte en ti misma —ya era hora, ¿no crees?—. ¿Por qué? Porque este nuevo periodo de tu vida te pertenece, porque es el final de una etapa y el comienzo de todo el camino que te queda por recorrer para sentirte —por fin, si es que no lo estás ya— plena.

Este libro va dedicado a las mujeres —sí, a las mujeres, y ahora entenderás por qué—, principalmente a aquellas que ven cómo se aproximan a sus cincuenta años y no quieren ver esta nueva edad como algo negativo, sino como una de las mejores etapas de lo que les queda por vivir. Está dedicado a esas mujeres dispuestas a acercarse a esa madurez con curiosidad y con ganas de disfrutarla al máximo —sí, aceptamos que tal vez también con algo de miedo y de incertidumbre—.

Tengo claro a medida que pasan los años que los cincuenta de hoy son los nuevos treinta: tenemos todo lo que nos hemos propuesto —bueno, igual todo todo… no—, quizá hayamos conseguido más o menos todo aquello con lo que siempre habíamos soñado o puede que estemos a medio camino para conseguirlo. Quizá hayamos construido una familia, con hijos o sin ellos, o puede que estemos con pareja o disfrutando de nuestra vida en soledad. Pero también —y aquí está nuestro gran problema— puede que tengamos un montón de responsabilidades: unos padres que se han hecho mayores y a los que tenemos que cuidar, atender o prestar atención, y un trabajo o unos hijos que nos exigen cada vez más y más dedicación.

Sea cual sea la vida que lleves, ha llegado el momento de hacer balance. Ha llegado el momento de plantearte si la vida que tienes es realmente la que soñabas y si es la que quieres y te

Tania Martínez

mereces vivir. Estarás de acuerdo en que la vida que llevamos las mujeres está llena de cosas que hacer: si eres una mujer que trabaja, quizá todo tu día esté lleno de reuniones o de trabajo al que prestar atención en tus horas de oficina —sí, esas a las que también hemos añadido en los últimos años las videoconferencias en zoom frente a una pantalla de ordenador—. Y que cuando por fin consigues terminar tu día de trabajo y levantarte de la pantalla o volver agotada a casa, tienes tareas en el hogar, tareas con tus hijos, la visita física o virtual a tus padres o tal vez a esa amiga que siempre te dice cuánto te necesita.

La vida se mueve a contrarreloj porque por muchas cosas que te pasen o por muchos intentos que hagas al final sigues en la rueda por llegar a todo, por estar pendiente, por estar conectada con todo y con todos —¡qué bonita, por cierto, es esa vida que vemos en las redes sociales! Todos tan ideales, delgados, guapos y felices. ¡Y por supuesto sin problemas!—. Y en ocasiones incluso todo es más intenso y exigente porque de un tiempo a esta parte se han roto tus rutinas, porque estás siempre en los mismos sitios y con la misma gente, porque la hiperconexión rodea tu vida y no siempre para bien.

Las mujeres, especialmente, somos muy buenas —o al menos eso nos creemos— en ser personas multitarea. Siempre nos hemos enorgullecido de la cantidad de cosas que podemos hacer a la vez: la lista de la compra, los deberes de los niños, el informe a entregar, recordar el cumpleaños de nuestro marido… Bien, pues ha llegado el momento de prestar un poquito más de atención a nuestro cuerpo, nuestra mente y a comenzar a desarrollar nuestro propio camino personal. En esta sociedad de locos, todo lo hemos venido haciendo con prisa y sin pausa para demostrarnos que estábamos de lleno en este mundo, que éramos buenas madres, buenas esposas, buenas hijas. Y en esta carrera por demostrarles todo a todos nos hemos olvidado de lo que nosotras realmente queremos y de lo que nosotras realmente necesitamos.

Con esta locura que nos rodea, ¿cuál es siempre el colectivo más perjudicado emocionalmente, además de nuestros mayores? ¡Las mujeres! ¿Y dentro de las mujeres? ¡Aquellas que rozamos la edad de los cincuenta! ¿Por qué? Porque nos encontramos en la mitad del sándwich, con hijos, que dependen todavía de nosotros y de padres que nos necesitan o demandan la misma atención que nuestros hijos, y estamos exhaustas. Y con estos días tan ajetreados llenos de tareas por cumplir, siempre dejamos para mañana lo más importante: el pensar en nosotras mismas.

Y así pasan los días...
Y así pasa la vida.

Tania Martínez

Capítulo 1

¿Y ahora qué?

¿Qué esperas de los cincuenta?

¿Sabes que realizar varias cosas a la vez no beneficia al cerebro? Es más, ¿que le perjudica? El cerebro —al igual que nosotras— también se estresa si tiene que estar pendiente de un montón de cosas y eso hace que muchas veces nos olvidemos de hacer o de recordar las cosas más simples en nuestra vida diaria. ¿Cuántas veces has olvidado dónde has puesto las llaves? ¿Cuántas veces has entrado en una habitación a coger algo y ni siquiera sabías qué es lo que estabas buscando? Pues todo esto que te resulta tan familiar es consecuencia de estresar al cerebro con un montón de tareas al mismo tiempo.

¿Sabes también que enfermedades como el cáncer o el alzhéimer atacan en mayor medida —concretamente el doble— a las mujeres que a los hombres? Hasta este momento siempre hemos creído que esto se debía a que las mujeres vivíamos más, y al vivir más era normal que tuviéramos más enfermedades al pasar más años en la edad adulta. Pues esta creencia no es cierta: las mujeres estamos especialmente expuestas a la enfermedad por culpa de nuestra propia falta de cuidado y por nuestra falta de priorización de aquellas cosas que son solo nuestras: nuestro tiempo, nuestro organismo, nuestro cuerpo, nuestro descanso y nuestro objetivo de vida. Sí, has oído bien. ¿Objetivo de vida? ¿Qué es eso? Todo en su momento. Vayamos por partes.

La regla de vivir más frente a cuidarse menos

Pilar tiene cuarenta y nueve años. Vive sola y no tiene hijos. Es profesora en una escuela de secundaria y su pasión es enseñar. Sus alumnos están encantados con su profe porque sus clases son muy amenas, muy entretenidas, y todos reconocen que Pilar es capaz de hacerles fácil cualquier clase de historia por muy arduo que sea el tema que les cuente. Los padres de los alumnos la respetan igualmente y por ello es una de las tutoras más demandadas en la escuela, pues conoce a la perfección a cada alumno. Está tan involucrada en su trabajo que sufre con los problemas que le cuentan sus alumnos o sus padres por igual.

Pilar también es la menor de tres hermanos. Como no está casada ni tiene hijos se hace cargo de su madre, que vive sola. Antes de ir al centro se pasa

Tania Martínez

por su casa, la viste, prepara su comida y después de clase vuelve otra vez para ver si todo sigue bien, para hacerle la compra y para estar un rato con ella. Sus hermanos están muy ocupados con su vida y, además, piensan que como ella no tiene niños, no tiene marido, ¡qué más le dará ir a visitar diariamente a mamá! ¡Así también ella está entretenida! Hace poco su madre se cayó y se rompió la cadera, y Pilar ha tenido que hacerse cargo de contratar a una señora, de ir a ver que todo está bien... Por si fuera poco, en el colegio están pasando por una mala racha porque les faltan profesores y le han pedido a Pilar que haga un turno por las tardes dos días a la semana, ¡como se le da tan bien la enseñanza!

Últimamente Pilar ha comenzado a no dormir demasiado por la noche cuando ella siempre había dormido como un lirón. También ha empezado a engordar un poco, ella que siempre había estado en una talla cuarenta y dos. Se le ha pasado por la cabeza ir al gimnasio para intentar bajar un par de kilos antes del verano y ponerse en forma, pero ahora mismo no tiene tiempo para nada entre la escuela, su madre... y, además, ahora su hermano Pepe se acaba de separar y su madre le ha pedido que esté echándole una mano y apoyándolo.

—¡Pobre niño! —le repite a todas horas su madre—. ¡Qué va a hacer él ahora sin su mujer Paloma! ¡Otra desgracia para esta familia!

¿Cómo crees que terminará la historia? Pilar está en una espiral que acabará pasándole factura en su propio cuerpo. Sobre Pilar está recayendo la responsabilidad del cuidado de su madre y la de ser el sostén de su familia al tener que asumir también el apoyo a su hermano recién separado. Adicionalmente, el trabajo consume su tiempo y esfuerzo —se sigue preparando a diario las clases— y no está dedicando ningún minuto de su día, de su semana o de su mes a ella misma, a darle tregua a su cuerpo y a permitir que descanse, se recupere y se regenere.

Pilar sin saberlo sufre el llamado «estrés de cuidador», que unido al estrés habitual de su vida cotidiana y a no cuidar aspectos básicos de su vida, como su alimentación o el ejercicio físico, terminará generando en unos años una enfermedad que puede ir desde depresión hasta otro tipo de enfermedad como tiroides, artritis, alzhéimer, ansiedad, enfermedad cardiovascular, cáncer…

Es una realidad que las mujeres somos más propensas que los hombres a padecer depresión, y este hecho es consecuencia de la sobrecarga de trabajo que tenemos, tanto en lo social como en lo familiar. El efecto de las hormonas, la disminución en concreto del estrógeno en el cuerpo en la época que rodea la edad de la menopausia, es otro factor determinante si no somos capaces de contrarrestarlo mediante otros mecanismos como, por ejemplo, la alimentación, como ahora veremos. Por ello, seamos conscientes de que en el mundo actual en el que vivimos, las mujeres estamos más expuestas a envejecer más rápidamente e incluso a enfermar como consecuencia de nuestra propia falta de cuidado y, en especial, debido a nuestra falta de priorización de aquellas cosas que son solo nuestras: nuestro tiempo, nuestro cuerpo y nuestro descanso.

Tania Martínez

Claro que nadie a nuestra edad quiere hablar de envejecer, estamos en lo mejor de la vida, ¿por qué vamos a hablar de hacernos viejas? Sin embargo, debemos aprender a hacerlo. Tenemos que ser conscientes de que todas las enfermedades de las que estamos hablando —cáncer, alzhéimer, etc.— son enfermedades que, aunque se manifiestan en una edad más avanzada que en la que nos encontramos (y para las que en ocasiones, como en el caso del alzhéimer, no tienen cura), tienen su origen quince o veinte años antes de que se manifiesten externamente.

Y esta manifestación se debe no solo a los genes, como pensábamos hasta ahora, sino también a nuestra forma de vida y a nuestra manera de no cuidarnos.

Todo lo que hagas hoy tendrá reflejo en tu mañana.

¿Te criaste en la era de las mujeres *superwoman*?

Las mujeres que cumplimos ahora cincuenta años nos criamos con el síndrome de la *superwoman* completamente implantado como un pequeño chip dentro del cerebro. Si naciste en los setenta y te criaste, como yo, en la cultura de los ochenta, te dejarían cristalino que para tener éxito en la vida tenías que ser perfecta en todo lo que hicieras cada día: trabajo, casa, niños, marido…, sin importar para nada el estado de ánimo o las capacidades reales que tuvieras ese día y en ese momento. Vamos, una supermujer —*superwoman*, ahora que vuelven a estar de moda los superhéroes; eso sí, en formato femenino, que en algo hemos avanzado—.

Nuestras madres y nuestras abuelas nos repitieron hasta la saciedad que les había costado mucho camino y mucho trabajo llegar hasta donde nosotras nos encontrábamos —y de eso no cabe la menor duda— y que ahora no estaban dispuestas a que nosotras lo tirásemos todo por la borda eligiendo el mejor de los mundos: habíamos querido trabajar, meternos de lleno en el mundo laboral… y de repente nos dimos cuenta de que, además de ello, se nos exigía ser buenas madres y buenas esposas, y encima debíamos sentirnos afortunadas por poder continuar así —si pensábamos otra cosa sobre el asunto en cuestión, a nadie le interesaba demasiado nuestro parecer. Tampoco nos lo planteábamos. Era así y punto—.

En la infancia se nos recordaba que teníamos derecho a trabajar, pero también nos grababan a fuego que no podíamos olvidar que debíamos ser buenas madres, que teníamos que ser aquellas que mantuvieran en perfectas condiciones el núcleo familiar.

Si te resultan familiares en tu día a día algunos de estos síntomas que aparecen a continuación, sabes perfectamente de lo que te estoy hablando:

- Te sueles encargar de todo.
- No delegas con la excusa de que nadie puede hacerlo mejor que tú.
- Te quejas continuamente de que nadie te ayuda.

Tania Martínez

- No pides ayuda aunque la necesitas.
- Piensas que no estás a la altura de las tareas que muchas veces tú misma te exiges.
- No permites mostrarte débil ante nadie.
- Prefieres no deber favores a tu familia o a amigos.
- Crees que pedir ayuda es de débiles.

Y así estamos ahora —¿me equivoco?—. Agotadas, desgastadas, quemadas, y preguntándonos qué hemos hecho bien, mal o regular o, lo que es peor, sin tiempo siquiera para preguntarnos qué queremos hacer o cómo queremos hacerlo.

Bien, pues ha llegado el momento de hacerlo. Por nosotras, por nuestra salud, por nuestro bienestar. Grábate a fuego que si no lo hacemos ahora, la factura llegará en forma de enfermedad. Recordemos a Pilar. Ya te he dicho que nadie a nuestra edad quiere hablar de envejecer, pero tenemos que aprender a hacerlo y para ello antes debemos aprender a vivir en paz con nosotras mismas, a aceptar que no somos perfectas y que es fundamental comenzar a pensar más en nosotras y menos en los demás.

Mi historia personal

Te estarás preguntando quién soy yo y por qué estoy hoy aquí contándote todo esto. Tengo cuarenta y ocho años. Soy directiva de una compañía de medios de comunicación, estoy casada y tengo dos maravillosos hijos mellizos de veinte años.

Mi realidad comenzó a tambalearse el día que a mi padre le detectaron frontotemporalidad —una variante compleja de alzhéimer—, a los sesenta y un años, hace ahora doce, a la edad en la que se suponía que iba a comenzar su segunda juventud, después de una vida entera dedicada a su trabajo. Mi madre en ese mismo momento renunció a la suya y la entregó al cuidado de mi padre, y ahora, después de su fallecimiento, está aprendiendo a vivir.

Mis mejores años los entregué a mi trabajo y al cuidado de mi familia. No me arrepiento de nada de aquello, ya que obtuve grandes recompensas, pero sí es verdad que estoy exhausta: cansada, con más peso del que me gustaría, con un desequilibrio hormonal y con ciertas relaciones a mi alrededor tóxicas que demandan mi atención continua y a las que quiero poner fin.

A los pocos días de que mi padre nos dejara a causa de su enfermedad, comencé a leer y a plantearme cuál pudo ser el desencadenante que había podido conducir a que mi padre tuviera precisamente esa enfermedad. En la mitad de los casos detectados, y en una edad tan temprana como la suya, se suele deber a una mutación en un gen, a una herencia genética. ¿Significaba esto que yo estaba condenada genéticamente a pasar por la misma enfermedad que mi padre?

Para el alzhéimer sigue sin existir cura —aunque recientemente se han aprobado avances en un par de fármacos que retrasan en un treinta por ciento su evolución—. No me he hecho las pruebas genéticas para adivinar si tengo el gen y la predisposición para generar la enfermedad —no tengo valor para hacerlo—, sin embargo, sí tenía claro que debía encontrar otras vías que me permitieran hacer algo para intentar alejar mi predisposición a la enfermedad más allá de esperar sentada a que los diferentes científicos que trabajan en la búsqueda de la vacuna la encuentren —no desespero y sé que la encontrarán cuando la enfermedad sea definitivamente una prioridad en coste humano o económico como ha sido la covid—. Este tipo de enfermedades son cada vez más comunes en todas nuestras familias y no tiene pinta de que vaya a disminuir el número de casos, principalmente porque no estamos dispuestos a modificar nuestros hábitos de vida.

Cuando un tema te toca en persona —aunque todos queremos vivir sanos el mayor tiempo posible— y en ello puede estar en juego, literalmente, tu vida, comienza a ser una obsesión y eso es lo que ha sido para mí.

Los genes no son determinantes. Sí el estilo de vida

Y descubrí para mi sorpresa que los genes no son tan fundamentales como creía, que es y en mayor medida una causa esencial el estilo de vida que llevamos. Aprendí que existen dos tipos de factores: los factores no-modificables, que son los que vienen directamente relacionados con la genética —vamos, que los tienes de nacimiento—, y aquellos que son modificables, que tienen que ver con lo que haces en tu día a día —los cuales sí podemos cambiar—.

En el mundo anglosajón, siempre más avanzado que nosotros en este terreno, vinculan el estilo de vida con el cuidado integral y holístico de la persona, destacando cinco áreas fundamentales: salud física, emocional, social, espiritual y mental, y afirman que si consigues tener todas ellas en equilibrio, tus probabilidades de enfermar son menores y mayores las de poder llevar una vida plena.

Cuando empecé a indagar sobre métodos de prevención, de cambios del estilo de vida, me di cuenta de que la mayor parte de las recomendaciones y métodos de prevención se basaban en los mismos patrones. En el camino que recorrí aparecieron también preguntas acerca de mi yo, acerca de qué quería y en qué me quería convertir, qué necesitaba y en quién me quería apoyar. Y en esta búsqueda he descubierto un montón de herramientas que me han ayudado a estar donde estoy ahora mismo. Me han ayudado a conocerme como persona, a fomentar mi mejor yo y a quererme sin reservas.

Existen determinadas formas de vida que minimizan la aparición de enfermedades, independientemente de los genes que poseas. Y por eso quiero compartir todo eso que he aprendido, porque no me fue fácil llegar a mucha de la documentación que he leído en estos años: primero porque había bastante información en inglés, segundo porque algunos informes eran demasiado científicos, tercero porque toda esa información no estaba actualizada y, por último, porque no creo que hubiera indagado tanto si, literalmente, «no me fuera la vida en ello». En realidad, para mí, era una razón de peso.

Así que he ordenado todo lo que a mí me ha servido y ahora son las líneas que tienes en tus manos. Por eso creo que si vas camino de los cincuenta o ya los tienes debes saber que este es tu momento. Párate un segundo a pensar en ti, en qué quieres

Tania Martínez

tener y que no en diez años. Este libro es una guía para encontrarte y cambiar ciertos hábitos para vivir más tiempo con más salud y con más energía.

Para ello, como veremos, son muy importantes aspectos de nuestra vida en los que, por rutinarios, no reparamos, y son la base de nuestro bienestar presente y futuro:

1. La nutrición. Una de las patas básicas del bienestar actual, así como futuro, tiene que ver con el cuidado de la alimentación. En ocasiones creemos que comemos sano, que nos cuidamos, que estamos a dieta, que comemos vegetales o zumos verdes, pero si nos paramos a analizar en detalle las etiquetas y la procedencia de los alimentos que utilizamos, esta puede ser la explicación a por qué el cuerpo no responde favorablemente. Quizá no estamos comiendo tan sano como pensábamos.

2. La actividad física. No va de matarnos en el gimnasio. Pero sí es aquel movimiento que hacemos regularmente. Y realizar esta actividad no solo un día o cuando se acerca el verano es lo que hará que el organismo esté sano.

3. El sueño. Las mujeres especialmente tenemos el complejo de que tenemos que llegar a todo. Nos han educado y nos han enseñado que antes que nosotras están todas aquellas cosas familiares y profesionales de las que formamos parte. Esto hace que restemos siempre

horas de sueño a nuestra vida —¡todo por solucionar uno de los tantos problemas de la familia!—. Sin embargo, el sueño es fundamental para que el cuerpo —a través del sistema inmune— pueda repararse diariamente mientras descansamos.

4. La búsqueda de un propósito de vida. Ya en la Antigüedad se escribió mucho sobre por qué estamos aquí y por qué ahora. Los humanos tenemos que encontrar un porqué para sentirnos vivos, para sentirnos conectados con nosotros mismos. Cierto grado de esa llamada espiritualidad es también básico para poder encontrarnos bien con nosotros y con nuestro entorno.

5. Social. Somos personas sociales. Y nos influye la relación con otras personas. No sentirnos acogidos por nuestra comunidad, por nuestros amigos, por nuestra familia, nos hace enfermar y aislarnos. A medida que nos vayamos haciendo mayores, la falta de apoyo puede derivar en depresión, demencia o enfermedades autoinmunes.

6. El estrés. Mantener las emociones controladas es una parte importante de nuestra salud futura. Vivir siempre en el «modo supervivencia» y con altos niveles de estrés día tras día hace que el organismo no funcione de manera correcta. Aprender a reducir el estrés es vital para salir ilesas de esta vorágine de vida que llevamos.

Tania Martínez

*Tú, tu entorno y la forma en la que te relacionas
con él es más importante que tu genética.*

¿Por qué deberías replantearte tu estilo de vida precisamente ahora?

Porque es el momento. Porque estás a tiempo. Las claves para hacerlo son sencillas y son las que se resumen en este libro. Lo más importante son tus ganas de hacerlo y de conseguirlo. En los próximos capítulos trataremos en detalle cada una de las áreas que deberías considerar para sentirte mejor contigo misma. No te preocupes, aunque lo veas como algo raro e inalcanzable, al ir desgajándolo y rompiéndolo en partes lo asimilarás sin problemas.

Este libro contiene todo aquello que a mí me hubiera gustado tener cuando comencé mi búsqueda personal. Por supuesto, no es un sustituto médico ni pretende serlo. Yo no lo soy. Los médicos están para tratar las enfermedades y para recomendarte qué debes y qué no debes hacer cuando tienes síntomas de estar sufriendo una enfermedad. Aquí tan solo encontrarás aquello que he aplicado y que me ha ayudado a cambiar mi estilo de vida y espero que también mi predisposición genética.

Empecemos, por tanto, en este siguiente capítulo, preguntándonos quiénes somos y cuál es nuestro propósito de vida.

*Es básico saber qué queremos ser
para poder llegar a serlo.*

Capítulo 2

¿Esta eres tú?

Llega el momento de mirarte al espejo y de sacar a la persona que realmente eres. Esa persona que está debajo del caparazón que has ido construyendo en función de las creencias y experiencias que has vivido a lo largo de estos primeros cincuenta años de tu vida.

Diagnóstico cincuenta

Cincuenta años siempre haciendo lo que debías hacer o al menos lo que creías que era correcto, lo que los demás querían que hicieras, muchas veces por comodidad y otras por verte integrada en lo que tú consideras tu familia, tus amigos, tu mundo real, tu día a día. ¿Te reconoces? Y ahora sientes que ha llegado el momento de saber más, de conocer por qué y para qué estás aquí, para poder elegir cómo quieres vivir el resto de tu vida. Para ello necesitas ser plenamente consciente de todo lo que está y de todo lo que pasa a tu alrededor, de todo lo que te pasa a ti en relación con tu entorno, de cómo te sientes, de por qué lo sientes y de cómo lo manifiestas.

En este mundo de tanto ruido no nos paramos a escuchar lo que llaman en Oriente nuestro ser interior: ese que actúa de guía y de brújula para dirigirnos hacia aquello que nos proponemos ser —nuestro destino—. Ni siquiera escuchamos al cuerpo, que con sus dolencias y con sus llamadas de atención intenta redirigirnos para que volvamos a encauzar la mente, los objetivos, la salud y los deseos hacia esa meta que nos habíamos propuesto. Tenemos que aprender que nada de lo que pasa en nuestro organismo es aleatorio y que todo pasa por algo.

Los cincuenta años son una edad de transición para la mayoría de las mujeres, principalmente porque en nosotras se producen un montón de cambios —la mayor parte de ellos hormonales— que hacen que no todo funcione de manera correcta, y lo achacamos siempre a que nos estamos haciendo mayores, a que nos estamos haciendo viejas… ¡Qué iba a ser si no! Pero no, no es eso. No nos hacemos viejas.

Todos hemos leído en los medios de comunicación que la esperanza de vida ha crecido y que ahora vivimos casi diez años más de lo que vivían nuestras abuelas. Si eso es así, podemos afirmar que nuestros cincuenta son para las mujeres del siglo XXI los nuevos treinta. ¡Guau! Visto de este modo cambia un poco el cuento. Bueno, un poco sí, no nos vamos a engañar, pero no debemos olvidar que tenemos los nuevos treinta, pero

Tania Martínez

con veinte años más de desgaste, con veinte años más de trayecto a nuestras espaldas. Imagina por un momento que tienes un coche con diez años de antigüedad. Está en buenas condiciones todavía, pero aun así, pensabas comprar uno nuevo, aunque, con la incertidumbre actual, has decidido que invertir en uno ahora no es una buena idea. Así que decides quedarte con el antiguo al menos cinco años más. ¿Lo seguirías conduciendo sin realizarle una perfecta revisión o un buen ajuste de piezas por parte de tu mecánico? ¿Durante estos próximos cinco años pondrías en riesgo tu vida sin saber si todo está correctamente nivelado y ajustado, y sin pasarle las revisiones anuales necesarias? ¡Si hasta la ITV hay que pasarla cada año! Sé lo que estás pensando: «¡Claro que no! ¡Te juegas la vida si conduces un coche en mal estado! ¿Qué pasa si sufres un accidente o si el vehículo no reacciona cuando tienes que frenar en seco porque no has revisado los frenos?». Bien, pues si no sigues conduciendo el coche sin realizar una buena revisión a medida que pasan los años, ¿por qué no te aplicas la misma teoría? Hay que parar y hacer una revisión al cuerpo y a la mente para poder saber dónde te diriges, cuál es tu camino y en qué condiciones estás para poder seguirlo. Cuerpo solo tienes uno, y, cuanto más lo desgastes sin darle tregua, sin dejarlo recuperarse, sin revisarle periódicamente y colocarle las piezas y darle los cuidados que necesita, más problemas acabará teniendo y más problemas acabarás teniendo en forma de enfermedad. Y entonces quizá sea demasiado tarde para que puedas revertir estos efectos en el organismo.

María tenía cincuenta y cinco años. Llegó a Madrid para estudiar la carrera de Económicas y aquí formó una familia y comenzó a trabajar. Sus padres se quedaron a vivir en Valladolid, donde habían vivido toda la vida.

Comenzó a ascender en su trabajo y empezó a alcanzar puestos de mayor responsabilidad. Estos puestos le llevaban más y más horas de dedicación, pero ella era feliz con su vida y con su trabajo. Además, estaba muy orgullosa de haber conseguido progresar en una ciudad que no era la suya y en la que había mucha competencia.

Tenía dos hijos a los que adoraba y por los que daba su vida cuando no estaba trabajando. Su día a día se resumía en una dedicación plena a su trabajo y a su familia. Hubo tiempos mejores y tiempos peores, sin embargo, su cuidado personal se resumía en no hacer ejercicio —«¡Si no tengo tiempo para nada, ni para ir a la peluquería, ¿cómo voy a pensar en apuntarme a un gimnasio? Además, el deporte no es para mí, nunca me ha gustado. ¡Si ya me costaba hacer los ejercicios de las clases de gimnasia en el colegio!»—, no comer de una forma sana —¡cómo iba a hacerlo si la mayor parte de las veces comía un sándwich rápido en la mesa de su oficina y si no estaba en una comida de trabajo!— y en pasarse el resto de la jornada centrada en su trabajo y en su familia sin pensar siquiera en dedicar un minuto para realizar

Tania Martínez

cualquier tarea que le gustase o le interesase solamente a ella —«¿Tiempo para mí? ¡Vaya lujo! ¡Si me faltan horas en el día!»—.

Ahora sus hijos se han independizado y ya no viven en casa, y ella siente que su vida se ha quedado vacía. En su empresa están haciendo ajustes de plantilla y con cincuenta y cinco años María es una persona cara, cuando hay gente más joven que por menos dinero puede aparentemente hacer lo mismo que ella. Y para colmo, en la última revisión médica, le han encontrado un quiste que hay que quitar y analizar porque no tiene muy buena pinta.

María piensa que todo ha sido mala suerte y que todo se ha puesto en su contra a la vez.

Pero eso no es cierto. Lo que pasa es que María no ha invertido ningún momento de su tiempo en ella misma. Se ha dejado llevar por la rutina frenética del día a día y, al final, como en el coche del que hablábamos antes, todo pasa factura. ¿Y cuándo pasa factura? Cuando te encuentras más débil y más baja de defensas. En este caso a los cincuenta, que coincide con una edad de reajuste en el organismo. Te voy a poner un ejemplo gráfico para que lo entiendas perfectamente. ¿Recuerdas cuando terminabas los exámenes finales después de noches enteras en vela, y cuando querías irte de fiesta para celebrarlo de repente cogías unas anginas que te dejaban cuatro días con fiebre tirada en la cama? Tu cuerpo es sabio y te estaba pidiendo parar. ¡Y vaya si lo hacías! Este es un momento similar para tu organismo. Tu cuerpo te está pidiendo parar y darle un respiro. Piensa que ahora es la ocasión perfecta para ello: para revisar, para ajustar y para ponerte a punto.

Si hay que empezar a recorrer este camino, lo mejor es comenzar conociendo unos principios básicos que te harán enfrentarte a la vida de otra manera y que te permitirán dirigir el coche en una determinada dirección. Con ello entenderás que de nada sirve recorrer kilómetros y kilómetros sin ni siquiera saber dónde te diriges, sin establecer destino fijo.

La búsqueda de un propósito de vida

Para envejecer con salud, todos necesitamos una motivación por la que vivir y por la que seguir: es lo que se denomina un **propósito de vida**. Y esta motivación, ese sentido que nos mueve, que nos hace proseguir, en muchas ocasiones lo tenemos olvidado, desactivado o dormido, y eso hace que los patrones de comportamiento sean rutinarios y no estén alineados con nuestros valores ni con nuestro pensamiento ideal de cómo nos gustaría ser felices.

Para descubrir tu propósito de vida te propongo un ejercicio muy simple —pronto descubrirás que hubo un tiempo en el que lo tenías muy claro— y que consiste en rememorar qué era eso con lo que soñabas cuando no tenías filtros, cuando eras una niña sin obligaciones, sin hijos, sin pareja y sin trabajos estresantes. Cuando todo era posible porque no había límites en tu imaginación.

Tania Martínez

¿Recuerdas cuando eras pequeña, cuando todavía no sabías nada sobre el mundo, y todo valía en tus sueños sobre qué querías ser y en qué persona te querías convertir? Si te adentras en los pensamientos de esa niña, a lo mejor descubres que algo que tenías olvidado está queriendo salir nuevamente para decirte algo o para aportarte una nueva herramienta para hacer frente al momento vital en el que te encuentras.

Mayte tiene cincuenta y un años y trabaja como diseñadora de interiores en un estudio de arquitectura. Dibuja desde siempre y es muy buena combinando telas, colores y texturas en los proyectos que elabora. Su pasión nunca había sido terminar como diseñadora de interiores, pero al salir de la escuela una cosa llevó a la otra y aquí está día tras día en su trabajo frenético.

De un tiempo a esta parte Mayte ha comenzado a no estar a gusto consigo misma. Las fiestas que frecuentaba y los amigos que veía no le terminan de aportar algo que ni siquiera ella misma sabe qué es, pero no se encuentra cómoda con sus conversaciones, con sus problemas, con sus chistes, con sus críticas a todo y a todos. Tiene un montón de proyectos encima de la mesa que terminar que la estresan, y eso, unido a que no le apetece salir con sus amigas, hace que haya comenzado a perder un poco las ganas de todo.

El pasado fin de semana Mayte tuvo
forzosamente que salir de su espiral. Volvió
al pueblo de su madre porque su abuela Lola
acababa de fallecer. Hacía mucho tiempo que no
estaba allí, que no entraba en esa casona grande
de piedra en la que había pasado su infancia.
Y ese fin de semana, obligada un poco por las
circunstancias, aprovechó para volver a recorrer el
pueblo y los campos de alrededor de la casa de su
abuela. Y a la mañana siguiente, increíblemente, se
despertó sin necesidad de despertador —ya nunca
le pasaba— y salió a pasear, a desayunar en la
única tabernita del pueblo que hay. Y se sintió bien
consigo misma por primera vez en mucho tiempo.
En el bar se encontró a Petra, su profesora de la
infancia. Y esta le preguntó si había conseguido
su sueño. Mayte se quedó de piedra —«¿Mi sueño?
¿Cuál era mi sueño?»—. Petra le contó que cuando
era pequeña se pasaba todo el día pintando
campos, pintando animales, y que siempre repetía
que ella lo que de verdad quería ser era veterinaria,
cuidar animales y disfrutar de la vida sencilla
y tranquila. Mayte acababa de recordar lo que
Petra le estaba describiendo. Era verdad. Cuando
era una cría su madre la encontraba a diario en
las cuadras de los caballos o en el establo de las
ovejas, cuidándolas y acariciándolas, o bien estaba
jugando y saltando por los campos de alrededor de
su casa.

Tania Martínez

Y volvió de repente a conectarse con su pasado, con aquello que soñaba cuando era niña. Y se sintió bien, se sintió tranquila, se sintió relajada. Y entendió que, aunque era ya muy tarde para ser veterinaria, sí estaba todavía a tiempo de retomar la pasión por el campo, por el pueblo, porque le aportaba tranquilidad, la hacía conectarse con sus raíces y eso le gustaba. La hacía sentirse nueva.

No se trata de llegar a los cincuenta y hacer balance de tu vida actual y romper con todo o con todos los que te rodean, pero hay veces que estas reflexiones sirven para entenderte mejor o para encontrar herramientas y manejar las diferentes situaciones de tu día a día.

En el caso de Mayte fue su conexión con la vida tranquila del campo lo que la hizo reconectar y volver a sentirse ella misma, serena, en calma. Y aunque el lunes estuviera trabajando otra vez en su estudio de diseño, ya sabía que más de un fin de semana sacaría tiempo para volver al pueblo, porque esto la hacía sentirse equilibrada y feliz, con más energía, y eso le ayudaría a continuar con su rutina en la ciudad.

Aunque este no es un libro de autoayuda y de búsqueda interior, he de decirte por experiencia personal que cuando quise comenzar a cambiar mi patrón y mis hábitos también apareció en mi horizonte mi propósito de vida sin yo buscarlo. Vamos tan rápido que nunca nos paramos a pensar qué queremos, por qué lo queremos o por qué hacemos lo que hacemos. Solo parando y haciéndote una serie de preguntas es la manera de comenzar el proceso de revisión profunda del que antes hablábamos.

Una cosa debes tener clara cuando enfrentas este camino personal: cuando abres la caja de Pandora has de ser consciente de que a partir de ese momento puede que salgan a relucir asuntos del pasado que tengas que arreglar o aprender a procesar porque haya capítulos o episodios pendientes con ciertas personas, con ciertas experiencias o con ciertos recuerdos. También puede ser que al levantar la vista y hacer tu propia reflexión interior veas con claridad cuál es tu camino o que confirmes que este que deseas es realmente aquel en el que estás. O puede que descubras que hay un camino paralelo al tuyo que te apetece descubrir. Tan solo un consejo: déjate llevar y sé valiente. ¿Qué puede salir mal?

Es un reajuste en la vida, no la crisis de los cincuenta

Ahora que ya sabes que esa desazón que sientes no es la crisis de cumplir cincuenta, sino una búsqueda de un sentido o una reafirmación de tu vida, ha llegado el momento de responder a una serie de preguntas. Háztelas, reflexiona sobre ellas, en calma, sin juicios. Son para ti. No tienes que compartir tus respuestas con nadie. Con estas comienza la primera parte del pequeño diagnóstico que tú misma vas a hacer sobre tu persona y sobre tu estado actual —tu particular revisión del coche—.

Tania Martínez

En los siguientes capítulos lo irás completando con temas más físicos que incluirán tus rutinas diarias actuales. Así podrás saber cuál es tu punto de partida en este viaje. Te recomiendo que reserves quince minutos al día para responder a cada una de las preguntas. Intenta hacerlas en un momento tranquilo, en el que no vayas a tener interrupciones. Simplemente siéntate y comienza a escribir. Deja que tu subconsciente escriba por ti. No pienses en las respuestas. Y si quieres un consejo, intenta contestarlas nada más levantarte. En ese instante la mente está tranquila, serena y es más propensa a contestar las cosas desde el corazón, sin que intervengan el ego o la cabeza.

Sé que ahora mismo tu parte consciente y racional piensa que todo esto es un poco tontería. Sí, ya oigo a tu vocecita interior diciéndote: «¡Qué bobada! Ahora vamos a jugar a responder preguntitas como cuando estábamos en el colegio... ¡con cincuenta años!».

Siguiendo con la analogía del coche, cuando llegas a un concesionario te preguntan ciertas cosas sobre tu vehículo, ¿verdad? ¿Por qué? Porque no es lo mismo hacer una revisión a un coche que no se usa con frecuencia que a uno que es utilizado como taxi. Pues aquí ocurre lo mismo. Trata de averiguar quién eres realmente y qué quieres.

Aquí van las preguntas que te propongo responder. Comienza tu **Diagnóstico cincuenta**. Puedes contestarlas en el Cuaderno de trabajo 1 que encontrarás al finalizar la primera parte de este libro, en la página 59.

Pregunta 1. ¿Qué soñabas ser cuando eras pequeña? ¿Qué querías ser cuando fueras mayor?

Pregunta 2. ¿Cuáles eran las habilidades que otras personas destacaban de ti cuando eras una niña?

Pregunta 3. Describe algo de lo que te sientas realmente orgullosa de haber logrado en tu vida.

Pregunta 4. ¿En qué consideras que eres realmente buena?

Pregunta 5. ¿Qué crees que te limita en la vida para conseguir aquello que quieres?

Pregunta 6. ¿Te has planteado cuál querrías que fuera tu legado?

Pregunta 7. Describe tu vida ideal. Describe tu segunda vida ideal. Describe tu tercera vida ideal.

Pregunta 8. Recorta o busca una foto que represente esa persona que quieres ser. Puede ser tuya o recortada de una revista.

Pregunta 9. Busca o hazte una foto de ti misma aquí y ahora.

Después de realizar el cuestionario de autoconocimiento verás que empiezas a tener una idea de aquello que resonaba dentro de ti cuando eras pequeña. Déjalo ahí, has abierto una puerta de tu subconsciente y poco a poco tu niña interior te irá diciendo cómo avanzar.

Da ahora un pasito más antes de continuar con el diagnóstico personal. Entra en materia conociendo las razones por las que tu cuerpo comienza a envejecer y responde a esa pregunta que ronda tu cabeza: ¿por qué nos hacemos viejos?

Capítulo 3

¿Por qué envejeces?

Oficialmente los seres vivos se hacen viejos debido a los cambios que se producen en su organismo a consecuencia del paso del tiempo. Envejecer es parte del ciclo de la vida de todas las especies, también de la nuestra. Este proceso, sin embargo, puede acelerarse o retrasarse dependiendo de cómo tratemos y cuidemos al cuerpo cada día. Pensemos que él es como una fábrica en la que se realizan diariamente cientos de procesos. Si la fábrica funciona de modo correcto, todo se pondrá en marcha a diario, los productos se fabricarán y se tirará cada día aquello que es considerado basura y ya no se necesita. Las fábricas comienzan las jornadas limpias y deberían terminarlas de la misma manera, sin ningún tipo de basura acumulada. Si lo hicieran de otra forma, ¿no piensas que afectaría al ciclo productivo del siguiente día?

Bien, pues el cuerpo actúa como una fábrica. Necesita estar en equilibrio. Si los residuos —la basura— generados a diario son eliminados de modo correcto, el cuerpo se mantendrá en condiciones óptimas; esto es, en equilibrio. La clave es la eliminación de los residuos que generamos todos los días, y el envejecimiento del cuerpo está directamente relacionado con ella. Podemos afirmar que el cuerpo humano envejece más despacio cuando existe un equilibrio entre los residuos que genera y su habilidad para eliminarlos. Si no es capaz de eliminar los residuos, estos se acumularán en el cuerpo. ¿De qué manera? Depende de cada persona, pero una de las formas de acumulación de residuos más habitual y que más problemas genera es la aparición de pequeñas placas —pequeños montículos de basura— en las arterias o alrededor de las articulaciones que impiden el adecuado paso de la sangre.

Envejecemos, por tanto, en proporción a la cantidad de residuos que acumulamos y que nos impiden realizar los procesos diarios que necesita el organismo para estar en plena forma. La capacidad del cuerpo de eliminar residuos se va perdiendo y haciendo más lenta a medida que cumplimos años. Es por ello que no podemos seguir generando tantos desechos como cuando éramos jóvenes.

Toñi siempre ha sido una chica muy delgada desde que era una niña. Comía bien y de todo tipo de alimentos, pero nunca se le notaba. Tenía una constitución tan delgada que comiese lo que comiese no engordaba. Por aquella época tampoco hacía mucho ejercicio, solo el que le exigían en el instituto. Aun así, seguía manteniendo esa delgadez que incluso alguna vez llegó a acomplejarla.

Tania Martínez

Han pasado los años y Toñi ya no es la misma de antes. Todo se mantuvo como cuando era pequeña, sin que le costase mucho esfuerzo durante bastantes años, pero al llegar a los cuarenta las cosas empezaron a cambiar. Es verdad que debido a que tenía una constitución delgada jamás se había privado de nada y su cuerpo se había habituado a comer un poco de todo: dulce, salado, con azúcar, sin sal, algo de alcohol aquí y allá, comidas pesadas a deshora... Sin embargo, hoy no come de nada. Todo le sienta mal. O no lo procesa o le hincha y engorda.

Toñi pensaba que se había puesto enferma, que algo no estaba yendo bien en su organismo, y comenzó las pruebas médicas, pero todos los análisis eran correctos y los médicos tan solo le decían que se debía a los años, que era normal comenzar con esas intolerancias a la edad que tenía.

No es cierto que sea normal ganar más kilos con la edad. Lo que sí que es cierto es que el cuerpo no reacciona de la misma manera a los quince años que a los cuarenta. Si la dieta que estaba siguiendo Toñi en alimentos y en cantidad era la misma a los cuarenta que a los quince, es normal que su cuerpo no pueda eliminar todos los residuos que está produciendo y acumule todo aquello que no pueda procesar en forma de grasa en su cuerpo. No comemos con veinte años lo mismo que come un recién nacido o que un bebé de seis meses, ¿verdad? Pues démosle entonces algo de tregua también a nuestro cuerpo.

El sistema inmunitario

Toñi necesita que el sistema del que dispone su cuerpo para eliminar todos los residuos y que se denomina inmunitario —el mismo sobre el que tanto se ha escrito y hablado en la era covid— se ponga en funcionamiento. Este sistema será su camión de la basura particular. Si es débil y no funciona correctamente, o lo llenamos con más residuos de los que puede cargar, será incapaz de eliminar la acumulación de basura generada. ¿Y entonces? Entonces el resto de procesos diarios programados para reparar el organismo dejarán de funcionar. En algunos casos incluso, cuando existen demasiados residuos sin eliminar, el sistema inmune de forma desesperada comienza a atacar los propios tejidos porque ya es incapaz de identificar qué es y qué no es basura, y los cataloga como virus o bacterias a los que quiere destruir.

¿Y todos los residuos acumulados nos hacen envejecer? La fábrica de la que antes hablábamos realiza dentro del cuerpo tres procesos principales. Cada uno de ellos genera una serie de residuos que el cuerpo debe eliminar diariamente. Estos procesos, si se realizan de forma no controlada, pueden causar daños en las células terminando por generar envejecimiento prematuro o incluso algunas de las enfermedades que todos conocemos.

Primer proceso.

La inflamación

La inflamación es un mecanismo que emplea el cuerpo para poder reparar aquellas zonas en las que detecta alguna sustancia irritante para el organismo. Un ejemplo de

Tania Martínez

inflamación sería el que se produce cuando nos damos un golpe en la rodilla. En ese momento sentimos que se enrojece la zona, se hincha, comienza a dolernos y notamos un calor intenso en esa parte del cuerpo. Podemos decir que la rodilla ha entrado en estado de emergencia y está esperando a que el organismo active el «modo rescate» y llame a nuestra «ambulancia» particular.

Cuando el organismo está sano, el proceso de rescate se desarrolla sin mayor complicación, ya que es una actividad sencilla para la que el cuerpo está preparado. Posteriormente y una vez finalizada la emergencia, el camión de la basura recogerá los residuos generados y los transportará por las distintas vías de evacuación. Pero, y aquí comienza el problema, existen ciertas ocasiones en las que hay tantas llamadas de emergencia y se generan tantos residuos que el sistema inmunológico es incapaz de hacerles frente. Nuestra ambulancia está completamente saturada y nuestro camión de la basura no puede deshacerse de todos los residuos que va encontrando a su paso. Además, las vías de evacuación se encuentran cortadas, atascadas o colapsadas por la cantidad de «accidentes» que se están produciendo al mismo tiempo en el cuerpo. ¿Te imaginas la escena?

La inflamación se puede desarrollar en cualquier parte del organismo, teniendo mayor incidencia si afecta a áreas más críticas del mismo como son cerebro, aparato digestivo, sangre, hormonas y huesos.

Cuanto mayores sean los niveles de inflamación, más difícil será para el cuerpo poder realizar sus funciones vitales y casi imposible que realice funciones de regeneración —adiós, *antiaging*— o de creación de nuevas células. ¡Bastante tiene con apagar los fuegos que va encontrando!

Segundo proceso.

La oxidación

El organismo es como una fábrica que quema oxígeno para mantenernos vivos. Las células emplean este oxígeno a través de las llamadas mitocondrias para crear energía y producen a su vez un residuo llamado radicales libres, los cuales se generan por el simple hecho de respirar.

Estos radicales libres, si se encuentran sin control, porque no han sido recogidos por nuestro camión de la basura y eliminados en su vertedero correspondiente, se dedican a impactar en las células, dañándolas. Serían los responsables de los problemas arteriales, del dolor de las articulaciones, de la visión borrosa, etc.

Para ver gráficamente cómo funciona este proceso, cojamos un aguacate. Si lo dejamos un tiempo en la despensa envejecerá y pasará a estar blando, marrón y con numerosas arrugas —ahora has puesto atención, al aparecer la palabra más temida a nuestra edad junto con la menopausia: ¡las arrugas!—. Pues sí, nosotros funcionamos como nuestro aguacate en el que los oxidantes han sobrepasado el número de antioxidantes, y por ello comienza a arrugarse. Cojamos ahora el aguacate y un limón. Imagina que cortamos el aguacate por la mitad y echamos jugo de limón en una de las dos partes. Observaremos que después

Tania Martínez

de varias horas la parte que no hemos rociado con el zumo aparece arrugada —oxidada— y con los mismos efectos que el aguacate anterior. Sin embargo, en la mitad en la que hemos rociado el limón, el aguacate se encuentra terso y verde. Se ha paralizado la oxidación.

La manera de gestionar y dejar sin efecto estos radicales libres para retrasar el envejecimiento será generar mayor número de antioxidantes. Lo ideal sería un equilibrio entre ambos.

Cuando el organismo fabrica más radicales libres que antioxidantes, el cuerpo envejece más rápidamente. Con la edad, el organismo tiende a producir menos antioxidantes y debemos obtenerlos mediante la comida o mediante suplementos externos para llegar al ansiado equilibrio.

Tercer proceso.

La glicación

La insulina es una hormona liberada por el páncreas que permite que la glucosa —el azúcar— penetre en las células para ser utilizada como fuente de energía por el cuerpo. Si la insulina no hace bien esta función, la glucosa se acumula en la sangre y descompensa el organismo.

El exceso de azúcar hace que las proteínas que se encuentran en las células cambien su estructura y produzcan más material desechable. Al cumplir años, las células se vuelven menos sensibles a la insulina, haciendo que se acumulen mayores niveles de glucosa en sangre, pudiendo llegar a generar diabetes tipo 2.

La acumulación de este material tóxico debido a una dieta no equilibrada y con exceso de azúcares hace que se impida la reparación celular por parte del propio organismo y se generen arrugas en la piel —nuestra parte visible— y arterias dañadas por acumulación de azúcar en la sangre —en nuestra parte invisible e interna—.

La modificación genética

Como consecuencia de estos procesos desarrollados fuera de su punto de equilibrio los genes se modifican —atención, porque esto es importante; es decir, que no están dañados los genes que venían de fábrica, si no que hemos sido nosotros los que los hemos modificado como consecuencia de nuestro estilo de vida—. Si quieres saber cómo se han modificado parte de los genes debido a nuestro estilo de vida, debemos observar la longitud de los llamados telómeros.

Los telómeros son la parte final de cada cromosoma, actúan como el reloj biológico de las células y fijan el envejecimiento de las mismas. Cuanto mayores sean los telómeros, más tardarán las células en hacerse viejas y tendrán mayor capacidad de multiplicarse —y sí, también aquellas que regeneran tejidos y permiten al organismo mantenerse joven durante más tiempo—. Y a la inversa, cuanto más pequeños sean, más rápido envejecerán las células y con ellas todo el cuerpo.

Tania Martínez

La modificación hormonal

Las hormonas son unas sustancias químicas que se desplazan a través de la sangre hacia los tejidos y órganos y se encargan de darles a estos sus instrucciones de funcionamiento. Son los coordinadores internos y, si están descontrolados, hacen que todo el cuerpo esté también descontrolado.

Parece que las hormonas tienen una importancia mayor de lo que creíamos en la salud, especialmente si somos mujeres. Están muy relacionadas con el estrés y con los comportamientos que generamos en respuesta hacia él, y pierden la capacidad de coordinación de los procesos si el organismo se coloca en modo supervivencia.

Las hormonas solo se regulan y adquieren su equilibrio a través de la comida que ingerimos y tienen mucho que ver con los depósitos de grasa que acumulamos en edades cercanas a los cincuenta años —las famosas cartucheras que te han salido de repente—. ¿Quieres saber por qué?

A partir de una determinada edad, y esa edad son los cincuenta años en las mujeres, dejamos de producir la cantidad que necesita el organismo de determinadas hormonas como son la progesterona y los estrógenos. Ya sabemos que el organismo tiende a favorecer el equilibrio a costa de lo que sea y con los recursos de los que pueda disponer, así que no nos extrañará que traslade parte de estas tareas a realizar por estas hormonas a otras partes del cuerpo.

¿Y cuáles son estas partes? Pues principalmente las glándulas adrenales —que se encuentran encima de los riñones— y las células adiposas. ¿Te suenan, verdad? Es la famosa grasa acumulada en las piernas o en la barriga tan complicada de eliminar y que de repente ha aparecido por arte de birlibirloque cuando te miras al espejo, por mucho que jures y perjures que tú estás comiendo lo mismo que hace dos años. ¿Qué ha ocurrido? La respuesta está en el desequilibrio de las hormonas. Cuanto más desequilibrio, más células adiposas.

Las hormonas son también responsables de los cambios de humor —también ese mal humor que se ha incrementado en este último año tiene que ver con el desequilibrio de las hormonas—. Cuando estas están equilibradas, te encuentras pletórica y llena de energía, y cuando no, se incrementan los comportamientos más agresivos y descompensados —no, no te has vuelto una refunfuñona de repente. La culpa no es del chachachá, es otra vez de tus hormonas—.

A medida que vas creciendo en edad, te darás cuenta de que el equilibrio hormonal es fundamental para continuar sintiéndote sana y vital. La tarea esencial a partir de ahora es aprender a equilibrarlas a través de la comida. En los próximos capítulos sabrás cómo hacerlo.

La menopausia

Por último, ha llegado el turno de hablar de nuestra querida palabra tabú: la menopausia. Nos acercamos a esa edad en la que dejamos de tener la menstruación. La menopausia es simplemente la manera de denominar a ese periodo en el que dejamos de tener la regla durante un año de forma consecutiva.

La menopausia en sí misma no debería provocar grandes

problemas en el organismo. Lo que pasa es que todos los síntomas asociados a ella —como son el aumento de peso, los sofocos, la sequedad vaginal, los dolores de cabeza…— tienen también mucho que ver con el estrés, el desequilibrio hormonal y los hábitos de vida que llevamos. Como ves, todo al final se reduce al mismo mantra:

Un cambio en tus hábitos y en tu estilo de vida hará que retrases o adelantes el proceso de envejecimiento.

¿Te apuntas a retrasarlo?
¡Pues sigue leyendo!

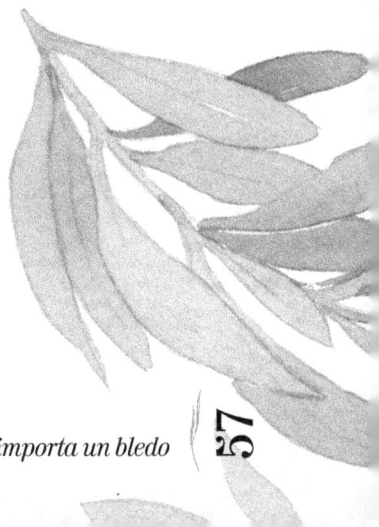

CUADERNO
DE TRABAJO I

¿Quién soy?

DIAGNÓSTICO:
CINCUENTA

MI PROYECTO
DE VIDA

Completa el siguiente cuestionario sobre tu vida.
Intenta al hacerlo buscar una visión de abundancia
y no de limitación.

¿Qué soñabas cuando eras pequeña?

....

....

....

....

....

....

¿Qué querías ser cuando fueras mayor?

....

....

....

....

....

Día 2

MI PROYECTO
DE VIDA

**¿Cuáles eran las habilidades que
otras personas destacaban de ti
cuando eras una niña?**

MI PROYECTO
DE VIDA

Describe algo de lo que te sientas realmente
orgullosa de haber logrado en tu vida.

MI PROYECTO DE VIDA

¿En qué consideras que eres realmente buena?

....

....

....

....

....

....

....

....

....

....

....

....

....

....

....

....

Día 5

MI PROYECTO
DE VIDA

¿Qué crees que te limita en la vida para conseguir aquello que quieres?

_____
_____
_____
_____
_____
_____
_____
_____
_____
_____
_____
_____
_____

Tania Martínez

MI PROYECTO DE VIDA

¿Te has planteado cuál querrías que fuera tu legado en este mundo?

_____

_____

_____

_____

_____

_____

_____

_____

_____

_____

_____

_____

_____

MI PROYECTO DE VIDA

Imagínate tres proyectos de vida cumplidos que impliquen haber conseguido aquello que hayas querido ser. Escribe cada uno de ellos tomando como base que no hay restricciones ni trabas para conseguirlo: simplemente tus ganas de llevarlo a cabo. Una vez que hayas concluido tu primer proyecto, pasa a escribir el segundo. Y, por último, el tercero. Y si no pudiera ser, ¿qué serías?, ¿qué harías?

Plan 1

Plan 2

Plan 3

....

....

....

....

....

¿Cuál de los proyectos que has imaginado en el ejercicio anterior resuena más en tu interior? Si tuvieras que elegir uno con los ojos cerrados, ¿cuál sería con el que te sentirías realizada?

....

....

....

....

....

Y si no pudiera ser ese, ¿qué harías? ¿Tendrías un plan B? ¿Hay algo que no cambiarías?

....

....

....

....

Todo depende del cristal con el que se mira.

MI PROYECTO
DE VIDA

*Ojea una revista, tus fotos antiguas o cualquier folleto
o imagen de Instagram que te proyecte hacia esa persona que
quieres ser y pégala en el recuadro.*

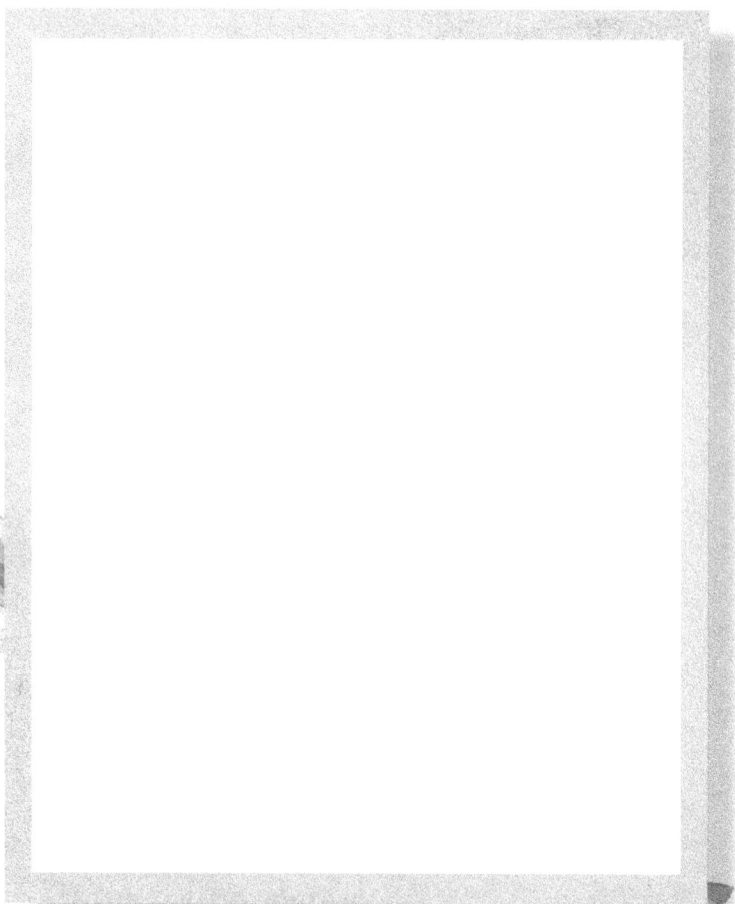

AQUÍ
Y AHORA

*Incorpora una imagen tuya actual,
pégala en el recuadro
y obsérvala con detenimiento.*

Esta soy yo, aquí y ahora. Sin filtros.

Cincuenta a mis espaldas y a mí me importa un bledo

MIS
NOTAS

Has llegado al final del Cuaderno de trabajo 1.
¿Qué has sentido al hacer los ejercicios? ¿Has abierto alguna
puerta que llevaba mucho tiempo cerrada? Déjate llevar y escribe
lo que vaya apareciendo en tu cabeza.

 Tania Martínez

PARTE II

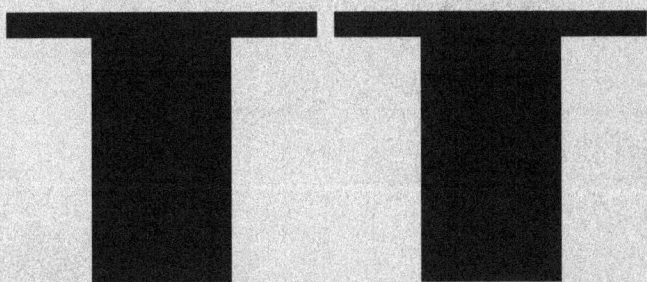

Así eres.
Conócete y acéptate

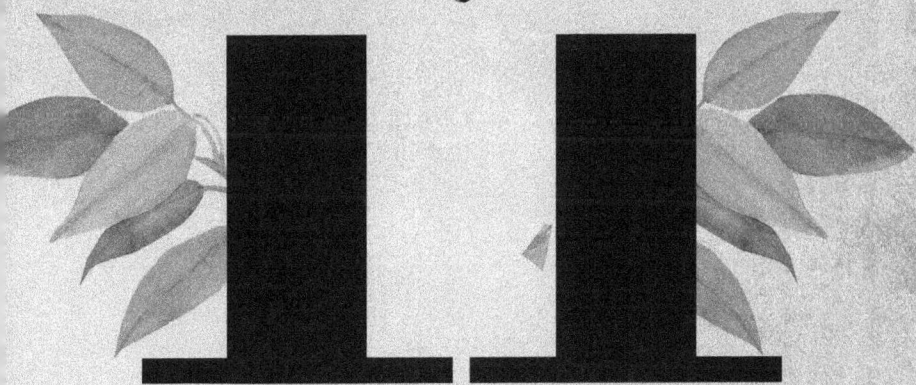

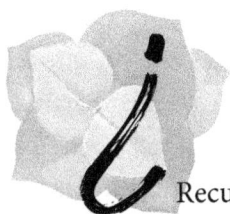

*¿*Recuerdas cuando estabas en la adolescencia y te acercabas a tu mayoría de edad? Sentías que sabías todo, que estabas preparada para volar libre, sin ataduras y —por supuesto— sin consejos de tus padres. Te sentías con ganas de comerte el mundo y las cosas que desconocías las suplías con tu gran ilusión y con tu fuerte determinación. Lo desconocido te asustaba, pero no estabas dispuesta a renunciar a ello. Era mayor la satisfacción de conseguirlo que el miedo al fracaso que existía en tu interior. No tenías nada que perder y, sin embargo, sí mucho que ganar. Tu objetivo —bueno o malo— estaba claro y dejabas todo a un lado para poder conseguirlo.

Ahora las cosas han cambiado. Con cincuenta años la vida, en general, se ha vuelto más o menos cómoda. Ni mejor ni peor, pero ya te encuentras en tu zona de confort y *a priori* este descalabro hormonal o esa desazón de la que hablábamos en los capítulos anteriores te inquieta y te hace preguntarte una y otra vez si es normal querer volver a sentir el hormigueo ante lo desconocido cuando todo fluye más o menos, si esto merece la pena. ¿A estas alturas vas a poner todo patas arriba?

Esta etapa en la que te encuentras debes considerarla un regalo, porque es tu segunda juventud: una nueva oportunidad que la vida te da para tomar las riendas, para encontrarte a ti misma y para disfrutar de tu verdadero yo. Las mujeres, debido a nuestra capacidad reproductiva en la primera etapa de la vida, esa en la que el organismo está preparado para que seamos madres —lo seamos o no—, primamos decisiones de cuidado al entorno familiar, a los hijos y a los padres, pero una vez que esa etapa finaliza, el cuerpo pide recuperar muchos de los proyectos que habíamos dejado aparcados en momentos anteriores. Las hormonas se encuentran tan disparadas como cuando éramos más jóvenes, y está en tus manos afrontar los nuevos cambios o mantenerte en el *statu quo* de tu vida anterior. Lo que sí debes tener claro es que la vida no se anda con pamplinas. Una vez que abres la caja de Pandora, solo tienes dos caminos posibles: enfrentarte a tus nuevas inquietudes, abrazarlas, entenderlas, comprenderlas y sanarlas en todos los terrenos —tanto emocionales como físicos—, o continuar en la zona de confort, esa que ya en muchos casos no abrazas o ni siquiera reconoces, y mantenerte a contracorriente de tus emociones y tus inquietudes. Una vida que hace que sentimientos y emociones se queden enquistados y enraizados en tu interior creando aún más estrés y más inflamación en el organismo del que ya tienes por los propios cambios físicos a los que te estás enfrentando. Y encorsetando el cuerpo de un modo u otro el cuento no puede acabar bien. El destino será terminar agotada por mantener algo en lo

Tania Martínez

que ya no crees, por aguantar un cuerpo completamente cansado y que lucha por restablecer su equilibrio. Y así las probabilidades de enfermar se multiplicarán.

Roseta siempre ha sido una persona entregada a su familia. Desde pequeña, quizá por los convencionalismos de la época, había soñado con formar una familia con un marido y tener un par de niños. Ella quería dedicarse a la educación de sus hijos y no contemplaba trabajar fuera de casa. Quería disfrutar de cada minuto de vida de sus pequeños, darles todo lo que a ella de una forma u otra le había faltado. Y eso hizo. Durante dieciocho años se dedicó en cuerpo y alma a ellos, a su casa y a su marido. Siempre estuvo allí donde uno de los miembros de su familia la necesitaba. Pasó las enfermedades de los críos, las clases de fútbol de su hijo mayor, las de pintura de su hija pequeña. Siempre de aquí para allá haciendo deberes o disfraces para las funciones del colegio, celebrando cumples o organizando excursiones para las mamás del cole o para los amigos de unos y otros.

Ahora su hijo mayor se acaba de ir a estudiar fuera, a Salamanca, y viene algún fin de semana a casa para verles y estar con ellos. La hija pequeña está a punto también de empezar la universidad y no sabe muy bien si quedarse en la ciudad o comenzar como su hermano una nueva vida fuera de casa.

Roseta se enfrenta en el presente a su miedo interno. Toda su vida la ha dedicado a su familia, especialmente a sus hijos. Su marido trabaja hasta tarde y llega prácticamente a la hora de la cena. Ella no trabaja y no ha practicado ningún *hobby*. Ha estado siempre encargándose de unos y de otros y ahora tiene, de repente, todo el tiempo del mundo para ella.

Roseta sin saberlo se está enfrentando a una de las decisiones más importantes de su vida: la que la llevará a comenzar a disfrutar de nuevo de su vida o la que la hará mantenerse anclada en un pasado que no va a volver a repetirse. Por un lado puede convertirse en esa madre que no quiere y se resiste a evolucionar y comenzar así a actuar victimizando su situación: llamando continuamente a sus hijos, culpándolos de que no la llamen, de que no vayan a verla, presionando a todo y a todos para seguir viviendo una vida que ya no le pertenece. Con esta actitud, Roseta poco a poco se sentirá aislada porque pretendiendo vivir en el ayer tampoco está viviendo en el presente, y eso la llenará de ira y de rabia y de incomprensión, y generará más y más estrés, malestar y ansiedad que acabarán repercutiendo en su salud y en la de los que la rodean, o puede optar por aprovechar el mayor tiempo libre que tiene en rescatar sus aficiones, en aprender cosas nuevas y en recuperar la ilusión por ella misma y por la nueva etapa de su vida que acaba de comenzar. Solo así podrá cuidarse, será más feliz, retrasará el envejecimiento, hará que su familia disfrute con su compañía y alejará de su vida la enfermedad.

Tania Martínez

Igual que te encuentras en un momento de cambios en lo emocional, físicamente tu cuerpo también está cambiando. De la misma forma que debes adaptarte a esta nueva etapa llena de creatividad, nuevos proyectos y nuevas ilusiones por descubrir, también debes enfrentarte a cambios en el cuerpo y en las rutinas que hasta este momento tenías.

Como ahora veremos, parte de tus placeres cotidianos —comer, beber, hacer poco ejercicio...—, al cambiar determinadas funciones del organismo o tu nivel de producción de hormonas, o de eliminación de residuos, hacen que tengas que modificarlos, bien eliminando alguno de los alimentos que antes ingerías, bien aumentando otros, haciendo más ejercicio, y a su vez entendiendo qué significan los avisos del cuerpo a esos cambios.

En los próximos capítulos veremos cuáles son las principales variables que afectan al organismo y qué señales te da el cuerpo respecto a ellas. Lee con detenimiento cada una y haz los ejercicios que te propongo anotando en el Cuaderno de trabajo todas tus impresiones. Con ello estarás haciendo un escaneo de tu situación actual con respecto a ellas para conocer tu estado físico de partida en esta nueva etapa. Es muy importante conocer de dónde partes para saber adónde quieres llegar y, lo más importante, cómo quieres hacerlo.

Para ser feliz en esta etapa y salir de ese círculo vicioso que llamamos zona de confort es necesario ser consciente de todo aquello que te está afectando y que no te permite mantener el cuerpo en equilibrio, para poder cambiarlo. ¿Estás lista?

Capítulo 4

¿Tu piloto automático está condicionando tu felicidad?

¿Eres consciente de lo que comes?
¿Y de lo que bebes?

Marta trabaja en una multinacional. Tiene una reducción de jornada desde que su hijo pequeño nació y trabaja diariamente hasta las cuatro de la tarde. Pidió la reducción de jornada para tener más tiempo libre y ocuparse así de su familia, pero la realidad es que la cantidad de tareas no ha disminuido, ya que en el fondo se siente culpable de irse a casa antes que sus compañeros y sigue aceptando el mismo número de proyectos que antes. El cambio real que se ha producido es que a las cuatro sale corriendo de su empresa con su portátil y su teléfono para poder recoger a su hijo del colegio. Como ella sale pronto, la persona que había contratado para recoger por las tardes a su hijo y quedarse con él en casa ya no está y es ella la que recoge al niño, le pone la merienda, le ayuda con los deberes y le prepara la cena. Cuando todo está organizado, se sienta nuevamente a revisar los *mails* y a terminar el trabajo que ha dejado a medias cuando salió a toda prisa.

Marta no suele comer en la oficina y cuando lo hace toma un sándwich encima de la mesa. Los otros días que prefiere comer algo en casa o que no ha tenido tiempo ni de comer el sándwich lo hace mientras su hijo merienda a las cinco de la tarde. Pedro, su marido, trabaja hasta tarde y han acordado que el jueves sale antes para hacerse cargo de su hijo. El jueves lo recoge del cole y se encarga de darle la merienda y la cena. Ese día Marta aprovecha y queda a tomar algo con sus amigas. Ansía sobre todas las cosas esa salida, esa cervecita o ese vinito que le da la vida y que la hace sentirse libre de nuevo sin cargas ni compromisos. Vuelve a ser ella y a sentirse joven como cuando no tenía responsabilidades.

La comida tiene un componente emocional del que habitualmente no somos conscientes ni tenemos en cuenta. La ansiedad y el estrés del día a día, como Marta, solemos canalizarla comiendo

Tania Martínez

en exceso o no comiendo —sí, ahora veremos que no comer puede tener las mismas e incluso peores consecuencias que comer en exceso—, o bebiendo para liberar esa tensión que acumulamos y de la que nos es cada vez más difícil separarnos. Y no nos planteamos que esas pequeñas acciones tengan algo de malo. ¿Cómo van a tener algo de malo si precisamente te están dando la vida? ¡Si te están haciendo desconectar de toda la tensión acumulada de la semana! De esa sensación de cosas que no has hecho. Las sientes como el mejor momento de la semana y no quieres prescindir de ellas —te suena, ¿no?—. Y mientras tanto ahogas al cuerpo en todo aquello que te altera el metabolismo, que te inflama, que te acelera el proceso de envejecimiento. Comer será siempre mejor que enfrentar la realidad. Y como el que está enganchado a una droga, cada vez el organismo te pedirá más y más.

Recuerda la frase «somos lo que comemos» porque cada vez tomará más relevancia en tu vida. Por eso es importante que durante los próximos días indagues en tu rutina diaria de comidas. Para ello te propongo el siguiente ejercicio.

Ejercicio 1

Registro emocional de comidas.

Te invito a que registres durante siete días todo aquello que comes, el horario en el que lo haces, el estado en el que te encuentras y el sentimiento que te produce la comida en el organismo. Busca la plantilla para rellenarlo en el Cuaderno de trabajo 2 que encontrarás en la página 133.

No sabes realmente lo que comes hasta que lo ves reflejado en un cuadro, y mucho menos en qué situación te encuentras emocionalmente cuando lo haces. Te sorprenderá comprobar cuáles son en realidad los nutrientes y no tan nutrientes que comes cada día. Solo entonces serás capaz de ser consciente de qué es lo que estás comiendo e incluso de relacionar un alimento o una bebida con una emoción o con una situación que estás viviendo.

El cuerpo se acostumbra con facilidad a una rutina, a un patrón establecido. Prefiere seguir costumbres conocidas a estar todo el día buscando nueva información. Para buscar nueva información necesita energía, y ya sabemos que el cuerpo es el rey de la optimización. Si la manera de relajarte es tomarte una cerveza o comerte la caja de helados para salvar el día horrible que has tenido, el organismo pedirá nuevamente esa cerveza o esa caja de helado cada vez que tengas esa misma sensación. Y para complicar todo un poco más, el cuerpo no distingue ficción de realidad. Aquello que pienses que pasa —como en esas noches de insomnio en las que pasa por tu cabeza lo negativo de la vida— o que esté pasando en la realidad, para tu mente es la misma cosa. No diferencia una situación de otra.

Te propongo un juego. Piensa ahora en ese helado tan rico que te comes todos los veranos. Elige el sabor que prefieras. Visualízalo: de vainilla, de mango o de chocolate con un poquito de turrón, fresquito, con ese sabor que tanto te gusta. Nota como entra en la boca y comienzas a saborearlo. ¿A que has notado cómo se han activado las papilas gustativas? ¿A que has comenzado a salivar? Ya lo has visto. Solo con pensar en comida el cerebro ha enviado las señales necesarias para que tus jugos salivares se preparen para tratar la comida que ibas a ingerir. Tu mente no ha dudado ni un segundo. Pues este mecanismo es el mismo para cualquier situación que el cuerpo haya procesado o registrado en alguna ocasión. También aplica a las situaciones que el cuerpo interpreta como estrés y busca las mismas recompensas que ya le hayas ofrecido en algún momento para intentar recuperar el control perdido y restablecer así su equilibrio.

A vueltas con la dieta

Este libro no va de adelgazar ni de hacer dieta. No va ni siquiera de la batalla diaria con la báscula ni con el peso, aunque de unos años a esta parte sea un capítulo importante en la vida, una batalla que enfrentamos día a día y que nos agobia y nos genera ansiedad. Es curioso, comemos para callar nuestras emociones y nuestros pensamientos, y cuando vemos los resultados de ese comportamiento, nos estresamos por comprobar los estragos generados en nuestro cuerpo.

Los roles y los estándares de la sociedad nos piden continuamente unos cuerpos delgados, musculados, sin celulitis y sin estrías y por los que nunca pasan los años.

El sinónimo de juventud lo representan esos vientres planos y esas figuras delgadas y estilizadas que vemos en las redes sociales y en los anuncios, por las que no ha pasado ni un embarazo —y si no, ya nos encargamos de aplicar un buen filtro en Instagram o un buen Photoshop a la foto— ni una mala noche debido a los hijos o a la enfermedad de uno de los padres, ni a un agobio más allá de elegir cuál es el *look* que quieren mostrar en la foto. Es una sociedad que mira y vive de cara a la galería —y más desde que han aparecido las redes sociales y todo es perfecto— y nadie desea saber nada de lo que ocurre en realidad cuando se mira detrás de la cámara.

Adicionalmente, el mercado de consumo y el ritmo frenético de trabajo al que nos enfrentamos cada día tampoco ayuda a que el apetito se acostumbre a esa dieta mediterránea sana y equilibrada repleta de frutas y verduras. Si nos dan a elegir, preferiremos nutrirnos de otro tipo de comida que nos haga un doble juego: que nos quite el hambre y nos dé un buen chute de energía transitoria, y, de paso, nos alegre la vida con una buena dosis de azúcar en vena —literal—. Para ser también justas con nosotras mismas, nadie a nuestro alrededor nos ayuda en este camino que cada vez se nos hace más cuesta arriba. ¿Cuántas veces has ido a un restaurante y todo ha sido un problema cuando intentabas pedir algo que tuviera verdura y que no viniera aderezado con distintas clases de salsas? ¿O tan regado en aceite que lo saludable del plato se esfumaba? Y además, qué hay de ese momento en el que intentas pedir con tu mejor voluntad unas verduras a la plancha en una comida entre amigos y la mesa al completo se gira para preguntarte:

—¿Sigues a dieta? ¡Hija, disfruta de la vida, que son dos días!

Si reconoces que esta situación es una constante en tu día a día, creo que sabes perfectamente de lo que estoy hablando, que estás en mi misma onda. Y aunque consigas hacer la dieta más estricta que te hayas planteado —la paleo, la cetogénica, la baja en hidratos, la dieta de los puntos, la de contar calorías…—, aun así sigues sin adelgazar. Aunque sí lo haya hecho ya todo aquel

Tania Martínez

miembro de tu familia que la haya seguido. ¿Y quieres saber por qué?

- Porque tu cuerpo está agotado. Porque el balance hormonal y el metabolismo se encuentran totalmente rotos, sobre todo a partir de los cuarenta años debido a la cantidad de dietas a las que los has sometido.

- Porque has destrozado tu flora bacteriana —los bichitos que viven en estómago e intestino— debido también a una mala alimentación.

- Porque tu cuerpo ha disparado el mecanismo de supervivencia. Si has restringido el número de nutrientes que ingieres, el organismo lo está tomando como la antesala de una época de escasez y comienza a reducir la forma en la que quema su energía. Cuando el cuerpo no sabe a qué atenerse, comienza a actuar con una respuesta similar a aquella con la que responde al estrés y empieza a almacenar grasa de una forma desesperada. No importa lo que hagas. No importa lo que comas. El cuerpo no está dispuesto a perder ni un solo kilo de esa grasa que tiene almacenada —no vaya a ser que no reciba alimentos en las próximas semanas—. Cuanto menos comes, menos peso pierdes, y a la vez más difícil te será ajustarte a la dieta porque te sentirás más cansada, con menos energía, y así se iniciará un círculo vicioso del que va a ser muy difícil salir.

Andrea ha perdido por completo el apetito. Lleva una racha complicada. Tiene dos niños muy pequeños. A su marido lo han despedido de su trabajo y, además, su madre ha comenzado con revisiones. Parece que no se encuentra demasiado bien y los médicos no le localizan nada, así que siguen con más pruebas. Los horarios y la necesidad de estar a todo y con todos hacen que Andrea no se siente prácticamente a comer. Si total, tampoco tiene hambre.

Lo que no consigue entender es por qué ha engordado dos kilos en este último mes. ¡Si no come nada!

Si como Andrea, debido a tu estrés diario, no comes lo que necesita el organismo, el cuerpo comienza a estar mal nutrido. El cuerpo necesita nutrientes y los terminará obteniendo aunque sea de aquello que no debe —músculo— y lo que es peor, los terminará almacenando allí donde no quieres —bienvenida, grasa abdominal—.

La regla de la cintura abdominal

¿Te has parado a pensar por qué te ha salido tripa o esa pequeña barriguita estos últimos años? «Es el paso del tiempo», «son las heridas de guerra después de haber tenido hijos», ¿o es que realmente no tienes ganas de nada y has entrado en modo automático sin prestarle atención ni a tu cuerpo ni a lo que va ocurriendo día tras día en él?

Solemos preocuparnos por el peso para medir nuestros estándares de salud, sin embargo, existe una medida mucho más precisa que es el indicador perfecto para saber que algo no va del todo bien dentro del cuerpo. Se la conoce como perímetro abdominal y es un indicativo más importante que el peso, porque señala dónde se está acumulando la grasa. Una de las grasas que más inflama el organismo es la adiposa que se almacena en el abdomen.

Sé consciente de que el perímetro abdominal es una medida que una vez que entra en tu vida es como la talla de sujetador. ¡Se queda marcada a fuego para el resto de los días! Si tienes un perímetro abdominal mayor que ochenta y ocho centímetros en el caso de que seas mujer o que ciento dos centímetros si eres hombre, tienes que saber que has sobrepasado la medida óptima y saludable, y oficialmente tu cuerpo está inflamado —y ya hemos visto lo que eso significa—. Bienvenida al club en el que está más del cuarenta y cinco por ciento de la población adulta.

Ejercicio 2

¿Cuál es tu medida de perímetro abdominal?

Se mide fácilmente con una cinta métrica. Solo tienes que ponerte delante de un espejo, de pie y con los brazos a los lados del cuerpo, y colocar la cinta a la altura del ombligo o un centímetro por debajo y medir la circunferencia del abdomen.

Mantener una circunferencia de cintura saludable es importante para prevenir futuros ataques cardiacos y accidentes cerebrovasculares. Busca la plantilla para rellenarlo en el Cuaderno de trabajo 2 que encontrarás en la página 133.

El porcentaje de masa grasa corporal

Los diferentes nutrientes que ingieres habitualmente, si no pueden acceder en forma de energía a las células, se convierten en grasa que el cuerpo almacena para mejor ocasión. Las grasas, al ser mujeres, se concentran siempre —qué le vamos a hacer— en los glúteos, muslos, brazos y cintura. Todo ello consecuencia de seguir hábitos de vida inadecuados o debido al estrés o a una falta de sueño prolongada.

El análisis de la composición corporal que utilizaban los dietistas o los médicos endocrinólogos ahora también puede estar a tu alcance, aunque con una menor precisión, a través de las básculas inteligentes. Si te pesas en estas máquinas obtendrás el análisis de composición corporal. Si en esa composición el porcentaje de la masa grasa supera el treinta por ciento, el cuerpo te está avisando de que algo no va del todo bien y es el momento de ponerse alerta e intentar corregirlo antes de que sea demasiado tarde.

Ejercicio 3

¿Cuál es tu porcentaje de masa grasa corporal?

Si tienes posibilidad, hazte con una báscula que mida tu grasa corporal o, si no, vete a la farmacia a pesarte. Es con-

Tania Martínez

veniente saber cuál es este porcentaje. Como hemos visto, es un indicativo más de que el cuerpo no está en óptimas condiciones, que está inflamado. Busca la plantilla para rellenarlo en el Cuaderno de trabajo 2 que encontrarás en la página 133.

¿Todos los alimentos inflaman el organismo?

De una cosa debes ser consciente. La alimentación de hoy no es la alimentación de nuestras abuelas. Las grandes industrias alimentarias han alterado los procesos productivos al incorporar grandes cantidades de azúcar que afectan de una forma devastadora al organismo. Incluso cuando comemos productos que consideramos saludables, estos en su mayoría están alterados con azúcares que se introducen en el organismo aumentando aún más la inflamación.

Todos los alimentos que comemos tienen un impacto directo sobre el cuerpo y sobre nuestras bacterias, pudiendo hacerlas cambiar en ¡tan solo veinticuatro horas! Imagina si todo el día estamos comiendo alimentos que nos dañan. Estaremos matando al cuerpo lentamente y encima sin darnos cuenta —y a una velocidad bastante rápida—.

Cada persona es diferente, pero los alimentos que más inflamación generan y, por tanto, más envejecimiento, son los procesados, el gluten, los lácteos y aquellos que lleven porcentajes superiores al cinco por ciento de azúcar en su etiqueta.

Ejercicio 4

Registra en tu tabla de comida del ejercicio 1 si alguno de los alimentos que has ingerido te ha provocado malestar físico como hinchazón, congestión nasal, etc.

Como veremos, no todas las personas somos iguales ni reaccionamos de la misma manera a los alimentos. Es importante conocerse y conocer cuáles son los alimentos que te perjudican. Muchas veces esa alergia o esa congestión nasal tiene más que ver con que tu cuerpo no procesa un determinado alimento que con la alergia al polen que todo el mundo creemos que tenemos.

¿No bebes agua porque no tienes sed?

No hay vida sin agua.
Ni purificación ni regeneración.

El agua simboliza la vida. Si estancamos al cuerpo privándolo del agua que necesita, lo privamos de vida, de renovación, de abundancia.

¿Sabes que el cuerpo humano se compone en un setenta y cinco por ciento de agua? ¿Y que ese setenta y cinco por ciento pasa a ser un sesenta por ciento en la edad en la que estamos, coincidiendo con la menopausia? La paradoja es la siguiente:

por un lado canalizamos las emociones a través del consumo indiscriminado de comida que nos da un chute momentáneo de placer, y por otro privamos al cuerpo de un bien básico y necesario como es el agua, para que esas mismas emociones no puedan fluir y salir del organismo.

¿Sabes que podríamos vivir de cuarenta y cinco a sesenta días alimentándonos solo con agua y, sin embargo, solo aguantaríamos de tres a cinco días si no bebiéramos ni una gota de ella? Si no bebemos agua suficiente, no conseguiremos detoxificar el organismo. Si, además, el organismo está inflamado debido a la mala alimentación o al estrés, el sistema de eliminación de toxinas también lo estará y te será más difícil eliminar los residuos a través de los órganos preparados para ello como el hígado, los movimientos intestinales, la orina o la piel. ¿Cuál será entonces la consecuencia? Que estas sustancias se quedarán permanentemente en tu cuerpo creando más inflamación. Esta inflamación se manifestará en forma de aparente retención de líquidos —edema—, favoreciendo la creación de la tan temida celulitis.

¿Cómo sabes si tienes falta de agua? Si al quitarte los calcetines o la ropa interior te encuentras con marcas en la piel, esto es un signo claro de retención, de falta de agua. También las ojeras muy marcadas y los pliegues bajo los ojos que parecen arrugas, pero que no lo son. ¿Tienes alguno de estos síntomas? No bebes suficiente agua. Algo no estás permitiendo que fluya en tu vida y lo estás estancando. No creas que lo bueno al tener líquido retenido es no beber más líquido. Tu cuerpo está deshidratado. Debe recuperar su vida, su esencia y es la única manera de que vuelva a funcionar, de que se regenere, de que retarde su envejecimiento.

Si el cuerpo pierde la cantidad de agua necesaria para estar en óptimas condiciones, se marchita, como una flor a la que no hemos regado o no ha recibido su ración de agua de lluvia. ¿Y quieres saber en qué se traduce? En la formación de nuevas grasas y una mayor dificultad para eliminarla.

Como después veremos, necesitas treinta mililitros de agua por cada kilo de peso corporal al día para estar hidratada —más o menos los famosos ocho vasos de agua—. Con ello mejorarás tu capacidad de desintoxicación, reducirás la inflamación y aumentará tu capacidad de eliminar toxinas porque mejorarán tus movimientos intestinales.

Puedes tomar también esta agua en forma de infusiones. Intenta que la que tomes esté filtrada y mejor a temperatura ambiente, nunca fría. ¡Ah!, y evita ingerirla mientras comes, pues afectará a tu digestión.

Ejercicio 5

¿Cuántos litros de agua bebes al día?

Rellena la tabla de hidratación que encontrarás en el Cuaderno de trabajo 2 de la página 133 durante los siete días restantes para hacerte una idea del nivel de agua en tu organismo y contesta a la siguiente pregunta: los días que menos agua bebes, ¿qué estás reteniendo en tu interior? Rabia, enfado, ira… Haz balance al final de la jornada. Te sorprenderán las respuestas.

¿Te mueves? No, no lo haces

Después de días agotadas por la rueda del trabajo, los niños, la casa, el cuidado de nuestros mayores, lo único que deseamos es tumbarnos en el sillón a descansar, y normalmente esto viene acompañado del teléfono móvil, de la televisión, de nuestro iPad o de nuestro ordenador, de los cuales nos hemos vuelto totalmente dependientes. Lo último que nos apetece es movernos y mover el cuerpo. Y si hablamos de cualquier ejercicio físico, ya nos parece el mayor de los horrores.

Pero debes saber que movernos tiene consecuencias positivas para el cuerpo —observa que he dicho movernos y no hacer ejercicio— y muchas más de las que te puedas imaginar. Por ponerte un ejemplo, los últimos estudios de prevención del alzhéimer y de otras enfermedades vasculares le están dando al movimiento y al ejercicio un papel esencial en la prevención de las mismas.

Activando la fuente de la eterna juventud que viene de serie

¿Sabes que dentro de tu cuerpo tienes sin tú saberlo la fuente de la eterna juventud? Sí, sí, y que, además de tenerla, ¿puedes activarla en cualquier momento como Aladín cuando frotaba su lámpara para que apareciera el genio de los deseos?

Te estarás preguntando cómo puede ser esto. Si tú estás todo el día buscando cremas que te rellenen las arrugas, bebiendo colágeno y haciéndote el último *peeling* para intentar mantener esa piel lo más joven y resplandeciente posible. «¿Ahora resulta que la fuente de la eterna juventud la tenemos dentro de nosotros? Pues ya me vas contando qué es lo que tengo que hacer para activarla, que firmo inmediatamente», me dirás.

La fuente de la eterna juventud recubre venas, arterias y capilares. Se llama endotelio y fabrica el caviar de la juventud: el llamado óxido de nitrato. Este caviar fabricado internamente permite dilatar las arterias e incrementa el flujo sanguíneo —sí, también da ese color sonrosado a las mejillas que tanto nos gusta y que es un signo claro de juventud—. ¿Adivinas cómo se activa? ¡Moviéndote y haciendo ejercicio! Sí, el ejercicio es el único proceso inducido que permite producir cantidades suficientes de este caviar de la eterna juventud y, además, permite que se siga produciendo hasta cuarenta y ocho horas después de que lo hayamos realizado.

Así que piensa que a lo mejor es más rentable invertir un poco de tu tiempo en hacer ejercicio más que en esa crema tan magnífica que te promete juventud eterna y que ni te da la juventud ni es eterna —y habitualmente es bastante más cara—.

Realizar ejercicio con frecuencia, así como llevar a cabo una alimentación sana y equilibrada, es lo único que te permitirá retrasar el envejecimiento. Será tu *antiaging* particular, ya que te permitirá tener las arterias sanas y flexibles. Al hacer que la sangre fluya, evitará también que se formen placas dentro de ellas y se podrá activar libremente la capacidad de regeneración del organismo en el caso de necesitarlo.

La fuente de la eterna juventud necesita para activarse nutrientes básicos que le aporten vitaminas y minerales —¿te acuerdas del anuncio del primo de Zumosol? ¿Ese que era tan alto y era tan fuerte por tomar las vitaminas del zumo?, pues lo mismo pero sin el zumo— y ejercicio que permita abrir la llave de paso de estos nutrientes a las distintas partes de nuestro cuerpo. La fuente de la eterna juventud estará entonces llena de vitaminas y minerales que al liberarse dentro del cuerpo beneficiarán a nuestro organismo.

Ejercicio 6

¿Cuántos días a la semana haces ejercicio?
¿Cuántos pasos andas a diario?

Rellena durante siete días tu jornada de movimiento habitual en el diario de movimiento que encontrarás en el Cuaderno de trabajo 2 de la página 133 y sé consciente del movimiento o ejercicio real que realizas al día.

Lo fundamental es moverte. Dejar atrás la pereza y las excusas que siempre tienes para hacer todas aquellas actividades que por una razón o por otra crees que son más importantes para ti.

Lo ideal para comenzar son treinta minutos al día de ejercicio aeróbico —caminar o correr—, combinado con un entrenamiento de fuerza; es decir, un poco de pesas para evitar la pérdida de masa muscular. Sin embargo, como veremos más adelante, no te obsesiones con el tipo de ejercicio que tienes que hacer, ni ahora busques en Instagram y en la web los últimos entrenamientos que se hayan puesto de moda para ponerte en forma y así activar tu juventud.

El ejercicio que has de realizar debe tener como objetivo poder mantenerlo en el tiempo. Es aquel que puedas continuar a medio plazo. No sirve de nada apuntarte a *spinning* si nunca has cogido una bicicleta o si nunca te ha gustado pedalear. Al final te encontrarás cansada al segundo día, con agujetas y dejarás por enésima vez de hacer ejercicio, y buscarás excusas que te revaliden que esto no es para ti, que ya desde pequeña nunca te había gustado.

Mercedes ha comenzado a encontrarse con más peso de lo habitual. Ahora mismo no trabaja y está en casa al cuidado de sus hijos. Siempre ha sido una mujer muy activa, pero de un tiempo a esta parte se siente cansada y no le apetece lo más mínimo ponerse a dieta o hacer ejercicio. Sin embargo, se acerca el verano y no quiere enfrentarse de nuevo al temido momento de renovar bañador. Otro año más toca acercarse a la tienda y otro año la misma cantinela, pero siempre un pasito peor que el año anterior. Que si un poquito de alas de murciélago, que si la barriguita, que si las estrías de los muslos...

Este año Mercedes está decidida a que no sea como los anteriores. Tiene por delante tres meses hasta que se pueda ir a la playa y ahora todo va a ser diferente. A partir de este momento se pondrá a régimen estricto y comenzará a ir al gimnasio con sus amigas. Gloria está yendo por las mañanas

Tania Martínez

a clase de GAP —gluten, abdomen y piernas— y Lidia se acaba de apuntar al grupo de marcha nórdica. Pues perfecto. Mercedes ya tiene plan.

¿Qué crees que pasó después? Pues que Mercedes había dejado de comer los nutrientes básicos al ponerse a hacer una dieta muy baja en calorías mientras comenzaba a hacer ejercicio muy intenso. La combinación perfecta para que Mercedes sintiera mareos mientras lo hacía y agujetas y un gran cansancio al día después de realizarlo. ¿Y sabes qué es lo peor? Lo peor es que este hecho la reafirmó en su pensamiento de que el ejercicio no era algo que estuviera hecho para ella. Y esa percepción no es verdad, es errónea. Solo que el ejercicio hay que seleccionarlo cuidadosamente, como a esa crema que miramos embobadas en el centro comercial, en el supermercado o en la droguería. Observamos los ingredientes, preguntamos a la dependienta y leemos las recomendaciones de las clientes satisfechas en las revistas o en internet. Con el ejercicio pasa un poco lo mismo. Si no estás acostumbrada a hacerlo, no puedes irte a realizar marcha nórdica —esa que se ha puesto tan de moda con los bastones— porque tan solo conseguirás, en el mejor de los casos, cansancio y agujetas, y en el peor, una rotura o una distensión de los ligamentos.

Dedica algo de tiempo a elegir tu ejercicio. A despertar a tu cuerpo que ha estado dormido durante tantos años. Te va a proporcionar muchos beneficios a largo plazo. ¡Qué menos que dedicarle algunos minutos a entablar una pequeña amistad, a conoceros! Elige una actividad suave al principio, que te guste o por lo menos que no te disguste demasiado, y comienza. Con objetivos pequeños, pero constantes. Sé como la hormiguita que poco a poco va introduciendo su alimento en el agujero para prepararse para el invierno.

El ejercicio debes verlo como una actividad que te proporciona juventud y debes incorporarlo a tu rutina como una de las actividades más importantes del día. Si no tienes tiempo, intenta poner el despertador media hora antes y sal a pasear treinta minutos alrededor de tu casa.

El cuerpo te lo agradecerá.
Muévete cada día como si tu vida dependiera de ello.

Tania Martínez

Capítulo 5

¿Qué es el estrés?

Berta siempre ha sido considerada el alma de la fiesta. Tiene un grupo nutrido de amigas con las que comparte momentos de diversión y ocio. Todas reconocen que sin Berta nada sería lo mismo. Ella se encarga de mantenerlas unidas: es la que manda las convocatorias por el grupo del whatsapp, es la que organiza las quedadas con los maridos, se entera de la última oferta, del último mercadillo y es la que se encarga de montar las excursiones los fines de semana con los niños. ¡Es una todoterreno! Ciertamente Berta es la mujer ideal para todas sus amigas: alta, guapa, con mucha clase, alegre. Además, por si fuera poco, tiene un marido que la cuida y que está siempre pendiente de ella. Los dos viven en una casa a las afueras de Madrid con jardín. Tienen dos niños de dieciocho y dieciséis años supereducados y que no les han dado nunca ningún problema. Vamos, que forman la familia perfecta, la familia que todos querrían tener.

Berta acaba de cumplir cincuenta años y de repente no tiene ganas de nada. De un tiempo a esta parte no se encuentra con mucho ánimo y ha comenzado a hacerse revisiones porque cree que algo físico no funciona demasiado bien dentro de ella. Últimamente tiene también muchas ganas de llorar y nota que las cosas que hasta ahora la divertían y llenaban en su día a día comienza a verlas como imágenes de una vida que no es la suya. Desearía poder llamar a alguna de sus amigas para desahogarse y contarle lo que le está pasando, aunque no sepa bien qué es. Pero entonces, ¿qué pensarían? Ella, que nunca ha dejado salir libremente sus emociones. Además, después todas esas cosas se saben y no quiere ser la comidilla del grupo. Tampoco puede hablar con Juan, su marido. Él no entiende de estas cosas. «Será un bajón pasajero, o será el tiempo, o puede que me esté acercando a la menopausia, que dicen que una se vuelve un poco loca», piensa.

A Berta lo que le pasa es que está con el piloto del estrés encendido, aunque ella no se dé cuenta.

El estrés lo asimilamos a los nervios propios antes de hacer

Tania Martínez

un examen, una presentación en un auditorio o a jornadas de trabajo maratonianas, pero no creemos que puede darse y se dé en las situaciones diarias y cotidianas.

El mecanismo del estrés se dispara en una situación de peligro físico y real como un accidente o se puede generar por el deseo de controlarlo todo o de asumir más cargas de las que el cuerpo puede y es capaz.

El estrés en sí mismo no es más que un mecanismo que se pone en marcha en el cuerpo y que nos permite resolver situaciones que requieren de nosotros una exigencia superior a la que nos exigimos en nuestra actividad normal.

Las mujeres queremos —y la sociedad nos empuja— a poder con todo. Somos y necesitamos ser las mejores madres, esposas, trabajadoras, amigas, y, como Berta, ser la mujer perfecta que lo tiene todo bajo control y a la que sus amigas están deseando parecerse. El control lleva, normalmente, el cuerpo al límite. ¿Lo peor? Que no nos damos cuenta y seguimos y seguimos y seguimos… como el conejito del anuncio de las pilas Duracell. Y así todo se convierte en una rueda, que gira y gira y no tiene fin, y nos embarca en un círculo vicioso del que es muy difícil salir.

Estamos estresadas porque «tenemos» mil cosas que «debemos» hacer y a las que no llegamos como quisiéramos, y eso nos genera todavía más ansiedad y más estrés, y con ello llevamos el cuerpo al límite. Al final terminamos destrozadas, exhaustas y con sentimientos de culpa por no haber sido capaces de sacar adelante las cosas que nos habíamos propuesto y nos sentimos como unas perdedoras y unas fracasadas.

¿Y entonces?

La solución solo es una y pasa por reducir el estrés o por eliminarlo —ya, es muy fácil decirlo y más complicado conseguirlo, ¿verdad?—. Lo que debes tener claro es que el organismo busca siempre el equilibrio, lo que llamamos la homeostasis corporal, y eso lo consigue haciendo que las medidas de las que dispone estén en un nivel óptimo —oxígeno, tensión, acidez, temperatura…—, y para ello pondrá en marcha todos los mecanismos de combate que tenga a su alcance. Y si aun así no consigue reducir el estrés ni reducir la inflamación, enfermará. No tiene otra opción.

¿Cuál es el mecanismo del estrés que se activa en el cuerpo?

El cuerpo está diseñado para vivir y sobrevivir sin necesidad de pararnos a pensar que el corazón debe latir o que debemos tomar aire para respirar. Esto es posible gracias al sistema nervioso autónomo que gestiona de forma automática los sistemas que cualquier ser humano necesita para sobrevivir.

A su vez, este sistema nervioso se divide en dos —el simpático y el parasimpático—, cuyas funciones son opuestas en el cuerpo y permiten a este llegar a un equilibrio para funcionar de manera correcta.

La mitad de este sistema nervioso —el simpático— se activa con el estrés poniéndose en marcha cuando hay una emergencia o cuando creemos que la hay —recuerda que el cerebro no distingue realidad de ficción—. Al mismo tiempo, su otra

Tania Martínez

mitad opuesta —el parasimpático—, que es la responsable de los procesos diarios, se bloquea y reduce su actividad. Pero nuestro día a día, ¿es puro estrés? Si es así, eso significa que el cuerpo está en modo alerta, esperando el ataque físico de un agresor externo en el que pueda peligrar su vida —el cuerpo es muy tremendista—, y por ello minimiza el resto de funciones habituales, para poder ser más eficiente —entendamos que cuando para él está en juego su vida, si piensa que está a punto de morir, no tiene mucho sentido realizar otro tipo de funciones—.

El cuerpo en estado de alerta paraliza las funciones digestivas, de crecimiento, así como las reproductivas. También segrega las llamadas endorfinas, que sirven para anular la percepción del dolor, elimina la posibilidad de ir al baño paralizando la detoxificación del organismo e inhibe la inmunidad del cuerpo dejando sin efecto el sistema que te defiende de las enfermedades —recordemos que estamos a punto de morir—. El estrés modifica también las habilidades que implican razonar para distribuir la energía que posee en aquellas partes que más lo necesitan en ese momento, como pueden ser los músculos —por si tiene que salir corriendo, que pelear, etc.—. ¿Entiendes ahora por qué en este estado el cuerpo no es capaz de funcionar correctamente? Pues vayamos más allá. Si no realiza las actividades consideradas rutinarias, imagínate si hablamos de reparación de tejido que haya envejecido o de creación de nuevas células. ¡Esas ya no existen en la hoja de ruta del organismo! Con ello las revisiones de nuestro coche no existen. Y sin mantenimiento y puesta a punto no podemos mantener al cuerpo en óptimas condiciones, haciendo así que envejezca de manera prematura y a la larga enferme.

¿Qué enfermedades están asociadas al estrés?

Al mantenerte en un estado permanente de alerta, el cuerpo fuerza determinados procesos, tales como elevar la producción de ciertas hormonas como el cortisol, aumentar la respiración o incrementar la presión sanguínea. Ya sabes que siempre hará todo lo que haga falta para hacer frente al enemigo. Con ello, y debido a forzar continuamente el organismo y llevarlo a límites en los que no mantiene su equilibrio, aparecen ciertas dolencias y trastornos que pueden ser desde la osteoporosis —fragilidad en los huesos—, la falta continua de energía, la ausencia de ciclos menstruales o la alteración del sistema inmune, favoreciendo la aparición de virus hasta enfermedades más graves que no se vinculan directamente al estrés al tardar más tiempo en aparecer —y que por ello se relacionan con la lotería de la vida o la mala suerte—, como:

- Inflamación del cerebro, que hace que disminuya el tamaño de este y la posibilidad de regeneración de las neuronas o las conexiones neuronales, pudiendo desembocar en enfermedades como el alzhéimer.
- Hipertensión crónica, elevando la presión sanguínea, que hace que las arterias se endurezcan y aumenten los residuos en ellas, y descompensa los ritmos cardiacos, lo que termina por desarrollar enfermedades cardiacas.

Tania Martínez

¿Cómo sabes si tienes estrés?

Matilda

Matilda está siempre preocupada por el qué dirán. No consigue nunca saber cómo vestirse o qué ropa ponerse para la ocasión. ¡Se siente tan fuera de onda cuando toma café con las madres del cole! Todas tan divinas, y delgadas, y rubias. Las últimas semanas se encuentra nerviosa sin saber por qué, como si se le estuviera olvidando algo continuamente. Tampoco está pasando su mejor momento porque se acaba de morir su madre, con la que pasaba gran parte de su tiempo, y no consigue superarlo. ¡Se siente tan sola!

También están los niños, que con diez y doce años están todo el día demandando más y más cosas: deberes, reuniones con los amigos, extraescolares... Y el trabajo, que desde hace un año cada vez es más estresante. Han reducido personal y ahora tiene que hacer el trabajo de dos en el mismo tiempo. Sabe que debería decir basta a algunos encargos o pedir un aumento de sueldo, pero aunque sabe que es muy válida, ¿por qué le tendrían que dar precisamente el aumento a ella cuando hay gente más preparada?

El mañana no existe. ¡Si no es capaz ni de saber cómo va a terminar el día! ¡Con todo lo que tiene que hacer! Siente que la vida es una rueda de hámster que gira y gira y de la que le es imposible apearse.

Nivel de estrés: ALTO

Mariana

Mariana está todo el día viajando de un lado para otro. Es la responsable logística de una multinacional internacional. Le gusta mucho su trabajo y disfruta conociendo gente de uno y otro país. Aunque está todo el día de aquí para allá, tiene claros cada uno de sus objetivos y sabe delegar el trabajo en su equipo. Eso le permite tener la visión más estratégica de su empresa y hace que pueda tomar decisiones más eficientes.

Mariana tiene gran capacidad de resiliencia. Sabe que la vida cambia y que puede hacerlo en el momento en el que menos te lo esperas, por lo que valora mucho su tiempo y no piensa en las cosas que puedan suceder mañana. ¡Si todavía no se ha terminado el día de hoy!

Es muy reconocida en su profesión y lo sabe, por lo que no tiene miedo a hablar de ello o incluso a presumir un poquito con su grupo de amigos. Tiene todo un plan para su jubilación, tanto financiero como de cosas por hacer. Siente

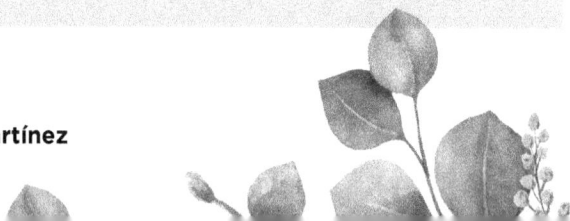

Tania Martínez

que la vida es maravillosa y quiere disfrutarla al máximo.

Nivel de estrés: BAJO

Lidia

A Lidia no le gustan demasiado los cambios. Siempre quiere tener la vida bajo control y eso es lo que ha estado haciendo hasta que un día, de la noche a la mañana, se encontró sin trabajo y sin marido. ¡Todo al mismo tiempo! Pasó una racha muy mala en la que le afectaba todo, hasta que amaneciera lloviendo era la excusa perfecta para no articular palabra y no querer salir ni de la cama. Poco a poco se ha ido levantando y aceptando su nueva situación.

Una amiga le ayudó a reciclarse y acaba de conseguir un puesto que le gusta. Tiene bastante trabajo, pero está tan agradecida de volver a salir de casa, a tener dinero y a poder dedicarse a una profesión que le encanta, que está aprendiendo a no querer tenerlo todo bajo control. Ha aprendido también que lo primero es ella y está aprendiendo a cuidarse y a darse alguna que otra alegría en forma de masajes o sesiones de peluquería que la relajan y la animan a volver a sentirse bien consigo misma. No piensa en el futuro y ha aprendido a vivir el momento presente, y ya nada le afecta como antes. Si lo piensa detenidamente, ahora incluso es más feliz que hace un tiempo.

Nivel de estrés: MEDIO

¿Y tú quién eres? ¿Qué nivel de estrés tienes? ¿El de Matilda, el de Mariana o el de Lidia?

Cada persona es diferente y asume de manera distinta el estrés. Alguien como Mariana, aunque esté todo el día viajando de un sitio a otro y con un montón de trabajo, puede manejar su capacidad de adaptación y, por tanto, su nivel de estrés mejor que otra persona que aparentemente no tiene ningún motivo para disparar los mecanismos del estrés.

Los síntomas del estrés pueden ser dolores de cabeza, falta de concentración, problemas al recordar dónde depositamos diferentes cosas, rigidez en los músculos como el cuello o la mandíbula, cansancio continuo o incluso taquicardias, sensación de ahogo, sensación de nudo en la garganta, falta de sueño, pérdida o aumento de peso, irritabilidad o ganas de no relacionarse con otras personas.

¿Tú tienes alguno de estos síntomas en tu día a día? No hace falta que contestes ahora, pero hazte esta pregunta cuando notes que algo no está plenamente ajustado en tu cuerpo. Puede que aquí encuentres la respuesta.

Tania Martínez

Capítulo 6

¿Te cuesta dormir?

Siempre pensé que el sueño no tenía ninguna importancia. Que ya «dormiríamos» cuando estuviésemos muertos. Que lo que hacía falta era abrazar la vida, exprimirla a tope y dejar el menor tiempo posible a esa actividad en la que no «hacemos aparentemente nada».

He sido siempre una persona nocturna. Me ha costado más levantarme que quedarme despierta hasta altas horas de la noche. Ha sido mi momento de desconexión, de descanso. Tiempo solo dedicado a mí. Me ha gustado leer y escuchar la radio de madrugada en mi época más joven, o simplemente estar tumbada en la cama sin mucho más que hacer. Así sentía que todo el tiempo que le arañaba a la noche era tiempo que le ganaba a la vida.

La juventud se forjó, en la mayor parte de nosotras, robándole horas al sueño. Cuando salíamos los fines de semana hasta las cinco de la mañana para irnos con los amigos, a la discoteca o a las verbenas de los pueblos, o cuando pasábamos largas horas estudiando en las bibliotecas antes de un examen. Todo lo bueno pasaba de madrugada. La noche y la vida en la noche tenían un punto de libertad, de libertinaje, de secreto, de prohibido.

En otra etapa de mi vida también idealicé muchas veces estos momentos en los que le robaba sueño a la noche. Con dos niños pequeños mellizos que se ponían de acuerdo para nunca sincronizarse y no dormir de un tirón, ansiaba tener tiempo no para dormir, tiempo para mí —aunque he de reconocer que en esa etapa me caía redonda cada vez que intentaba hacer algo que no fuera precisamente dormir—. A medida que fueron pasando los años y con horas maratonianas de trabajo, llegando a casa a las nueve de la noche, si no le robaba horas al sueño, no me sentía viva, no sentía que hubiera hecho nada en el día más allá de trabajar y dormir. Así visto, una vida bastante triste.

Como toda buena relación, solo echamos algo de menos cuando nos falta. Y así fue apareciendo a medida que cumplía años el juego contrario: el sueño comenzaba a no llegar cuando quería o como quería, y a veces estar más tiempo leyendo o mirando el móvil significaba que iba a ser incapaz de conciliar el sueño en toda la noche. También los problemas comenzaban a rondar por mi cabeza, a hacerse más y más grandes durante la noche. ¿Cuántas veces después de una noche dándole vueltas a un problema te has levantado pensando que no era tan grave como lo habías considerado? La noche magnifica todo. Lo bueno y lo malo.

Pues esto era la parte buena del cuento. La parte en la que tu cuerpo aguanta carros y carretas. Cuando eres joven, cuando el cuerpo no sufre y la capacidad para hacer frente a una noche de insomnio se contrarresta con la energía que tu juventud traslada a cada parte de tu cuerpo. Pero con el paso del tiempo algo cambia, principalmente porque el sueño no es tan irrelevante como creíamos en nuestras vidas.

¿Dormir es un elemento fundamental en la vida?

Hay un proverbio que dice que la cama es la mejor medicina. Y claramente es así. Es una actividad tan importante como alimentarte o moverte. Durante el sueño se producen una serie de mecanismos que son necesarios para el correcto funcionamiento del cuerpo.

Sin dormir no sobrevivimos.

Y si como ahora veremos dormimos en pésimas condiciones, el cuerpo notará y arrastrará los achaques de tu vida frenética sin que pueda ni siquiera tener tiempo para compensar todos los excesos en esa etapa de descanso.

Uno de los primeros síntomas de que algo comienza a fallar en el organismo se refleja casi siempre en la falta de sueño. No es como se había creído el sueño un fin en sí mismo. Normalmente, cuando no dormimos, es una señal. El organismo, que es muy sabio, está avisando de que algo dentro de él no está fino, no está en su sitio o no está funcionando de manera correcta.

En las mujeres, a medida que nos hacemos mayores, la falta de sueño es algo que nos acompañará en nuestra vida. Esta falta de sueño tiene que ver con muchos factores, pero se suele producir por un frenético ritmo de vida, estrés o por cambios hormonales que comienzan a aparecer en las mujeres en el periodo premenopáusico, momento en el que nos encontramos o estamos próximas a encontrarnos a la edad de cincuenta años.

Para poder descansar durante la noche, tienes que saber en qué inviertes tu tiempo durante el día, ya que lo que haces con el cuerpo y con la mente tiene consecuencias en tu descanso.

¿Para qué sirve el sueño?

El sueño es una necesidad básica del organismo que se utiliza para reparar el cuerpo. Durante mucho tiempo se ha pensado que el cuerpo descansaba durante el sueño del día agotador, pero que no realizaba ningún proceso. Sin embargo, a medida que se ha profundizado más en el estudio del sueño, se ha llegado a la conclusión de que el organismo necesita el sueño para recuperarse de la actividad que realiza a lo largo de la jornada.

¿Sabes que una noche privándote de sueño es suficiente para que te lances en plancha a inflarte de dulces o azúcar? ¿Y sabes por qué? Porque la falta de sueño llega a afectar a la capacidad de decisión del cerebro y este prefiere abalanzarse sobre la comida que le da energía de la forma más rápida posible. Con lo que si te levantas con ganas locas de dulce, de

Tania Martínez

azúcar, revisa qué es lo que ha pasado durante la noche o cuál ha sido la calidad del sueño. Ese desayuno tan rico al que te has lanzado corriendo, cargado de cereales o de un riquísimo cruasán, puede que sea la razón de tu incremento de peso o esté ayudando a que tu metabolismo se ralentice —y de eso ya se está encargando la edad, no le des mecanismos para acelerar este proceso—.

El número de horas que descansamos también es básico en nuestra salud. Durante mucho tiempo hemos escuchado que el cuerpo no necesita más que cinco o seis horas para descansar. Moviéndonos en la cultura de «robémosle horas al sueño», es normal que tengamos un sentimiento arraigado de querer dormir lo menos posible para poder vivir lo máximo y de la manera más intensa. ¿Sabes que dormir menos de seis horas durante tres semanas seguidas altera la tasa metabólica —esa que hace que quemes menos grasas y que ayuda a que esa misma grasa se acumule a la altura del ombligo—, haciendo que se ralentice y aumente el azúcar en sangre incrementándose el riesgo de diabetes y obesidad?

¿Qué hormonas afectan al sueño?

Cuando te vas a la cama dispuesta a dormir y colocas la cabeza en la almohada, este gesto viene acompañado de una relajación de los músculos, una disminución del ritmo cardiaco, de la presión arterial y de la temperatura del cuerpo. Aquí aparece una hormona que es la encargada de comunicarle al cerebro que ha llegado la hora de disminuir el ritmo y descansar.

La melatonina

La melatonina es una hormona que se genera de manera natural en el cuerpo y que se sintetiza a través de la retina o a través del intestino. Es antioxidante con efectos antiinflamatorios. ¡Tanto buscar los antioxidantes fuera del cuerpo y tenemos todos los recursos antienvejecimiento dentro! Si hiciéramos un poco más de caso de nuestro cuerpo…

Existe más de un estudio que dice que ajustando esta hormona y devolviéndola a los niveles que necesita el cuerpo se pueden llegar a prevenir enfermedades como el párkinson o el alzhéimer.

La melatonina controla, además del sueño, procesos como el humor o la ansiedad y algunos otros que producen inflamación en el organismo. Así que un humor cambiante, tirando a agresivo, puede ser consecuencia de una reducción drástica en los niveles de melatonina.

Los niveles más altos de esta hormona se dan en las primeras fases del sueño, cuando decrece la temperatura, y su mayor pico puedes aprovecharlo de doce de la noche a tres de la mañana si estás a oscuras.

La serotonina

Esta hormona es un precursor de la melatonina —a partir de ella se puede producir melatonina— y actúa siempre en contraposición a ella. Como el cuerpo quiere el equilibrio, una hormona contrarresta el efecto de la otra —el yin y el yang—.

Tania Martínez

La serotonina se genera sobre todo en el sistema digestivo, por eso es importante que lo tengas en perfectas condiciones. Si la quieres obtener externamente, deberás comer nueces, queso o carne roja.

Ambas hormonas, la melatonina y la serotonina, se regulan a través del cortisol, el cual se altera y se modifica en función del nivel de estrés, como veremos en el capítulo 10.

Trastornos del sueño

Si, como imagino, has comenzado a tener problemas con el sueño y te cuesta dormir, te despiertas en medio de la noche, te asalta una ansiedad o una preocupación de la que no puedes despegarte, ha llegado la hora de poner nombre a tu trastorno de sueño particular.

Hay muchos trastornos que afectan al sueño y estos repercuten de diferente manera en el organismo dependiendo de cuándo se produzcan; es decir, si se dan en el momento de intentar conciliar el sueño o bien a lo largo de alguna de las etapas específicas del mismo. Busca el tuyo entre los que te menciono a continuación.

Insomnio

Aurora nunca ha tenido problemas de sueño. Siempre le han dicho incluso que dormía como un lirón. En su época del colegio era la última en despertarse y la primera en dormirse. Era apoyar la cabeza en la almohada y estar durmiendo plácidamente ocho o diez horas. Solo rompía su descanso particular la época de exámenes. En esos momentos, durante una semana, Aurora era incapaz de conciliar el sueño. Su cabeza iba y venía recordando la materia de la que se examinaba al día siguiente. Si por casualidad se quedaba dormida recitando la lección, en un par de horas volvía a despertarse y continuaba pensando en sus apuntes, su materia, sus problemas. Era una situación un poco incómoda, pero Aurora ya se había acostumbrado a ello y justo al pasar los exámenes volvía a su rutina habitual y a dormir como un lirón.

Como nunca había sido un problema para ella durante toda su juventud, le pilló de sorpresa la noche que con cuarenta y siete años se acostó y no consiguió pegar ojo. Comenzó a mirar el reloj: las doce, las doce y media, la una... «¿Qué me está pasando?», se preguntaba. Comenzó a dar vueltas y vueltas en la cama y todo ello hacía que se desvelara más y más. Consiguió dormirse a eso de las cuatro de la madrugada y, claro, el despertador sonó y sonó a las siete sin que Aurora pudiera oírlo.

A partir de ese día las noches nunca han vuelto a ser iguales, siempre pasa algo. O es que tarda muchísimo en dormirse o es que a mitad de la noche se despierta y vuelve a tardar en conciliar el sueño. Cada vez se levanta más cansada y de peor humor. Y muchas veces piensa para qué se va a ir

Tania Martínez

Insomnio es la dificultad para dormirse o para permanecer dormido cuando estamos preparados para hacerlo. Como en el caso de Aurora cuando era joven, este insomnio puede darse de forma puntual, como en el caso de un examen o antes de una charla delante de público, o puede llegar a ser crónico, como le está sucediendo a Aurora en su edad adulta. Se puede considerar que tenemos insomnio si se da de forma recurrente al menos tres veces en una semana.

En contra de lo que creemos, el insomnio es un síntoma de que algo no va bien dentro del organismo y no, como siempre hemos pensado, la causa de nuestros problemas. Problemas relacionados con el insomnio pueden ser altos niveles de ansiedad o estrés.

Apnea del sueño

Aunque este libro va dedicado principalmente a las mujeres —no por esa ola de feminismo en la que ahora estamos inmersos, sino porque los cambios que nos ocurren a nosotras en esta edad son superiores y de mayor calado que los que les suceden a los hombres, que ya tienen lo suyo al llegar a los setenta años—, te voy a contar el caso de Jorge, mi marido, porque me toca de cerca.

Jorge siempre ha sido una persona que ha dormido sin ningún tipo de problemas. Recuerdo cuando tuvimos a nuestros mellizos y lloraban por las noches queriendo biberón, chupete o lo que tocase, él seguía durmiendo plácidamente. Vamos, que para despertarlo y que se levantara por alguno de nuestros hijos había que darle un pequeño empujón y espabilarlo casi con amenazas. Según él, dormía así de bien porque tenía la conciencia muy muy tranquila.

Sin embargo, con el paso de los años, el sueño empezó a ser más irregular. Aunque se quedaba dormido nada más acostarse, comenzó a tener pequeños episodios que al principio yo, que me despertaba sobresaltada cuando ocurrían, no entendía y me asustaban. Mi marido empezó a despertarse de una manera convulsa en la que parecía que le faltaba el aire y que no podía respirar. Se levantaba de la cama precipitadamente con una sensación de ahogo, de no poder respirar, hasta que de repente comenzaba a toser y volvía de nuevo a conciliar el sueño. Había veces que incluso esto ocurría sin que él siquiera se despertase.

Este proceso se denomina apnea del sueño. Se produce porque los músculos de la garganta se relajan bloqueando el paso del aire en la parte baja de la misma, no permitiendo la conexión del cerebro con el canal respiratorio. Se puede pro-

Tania Martínez

ducir a consecuencia del estrés, el sobrepeso, por antecedentes familiares, etc., y hace imposible mantener un sueño profundo que permita al cuerpo descansar. Este tipo de trastorno, si no se corrige, puede terminar en ataques cardiacos, ya que debilita la barrera que conecta la entrada de sangre al cerebro y llega a fomentar la aparición de infecciones en esta zona.

Despertarse a una hora fija

Elena ya estaba acostumbrada a su hora bruja particular. Daba igual a qué hora se acostase: podían ser las doce o las dos de la madrugada. Siempre siempre se despertaba nada más acostarse. Normalmente eso le pasaba entre la una y las tres de la mañana. Ya fuera por una sensación de haber tenido una pesadilla, ya fuera para levantarse al baño…, siempre veía alguna de estas horas en su despertador: la una, las dos, las tres.

¿Qué le ocurre a Elena? Lo que le está pasando es que está activando la señal del estrés dentro de su organismo en el mismo momento en el que debería estar generando la hormona que relaja el cuerpo, la melatonina, en el periodo que va como hemos dicho de las doce a las tres de la madrugada. Al no generarse suficiente melatonina, el organismo activa el sistema nervioso y pasa de manera brusca de un estado dormido a un estado despierto. Esta es la razón por la que Elena se despierta todas las noches a esa misma hora. No es su hora bruja, es que tiene roto su ciclo vital, el llamado ciclo circadiano.

Despertarse pronto por la mañana a una misma hora

Soledad se despierta día tras día a las seis de la mañana. Entre semana pone el despertador a las siete, pero nunca tiene que apagarlo porque ya se ha despertado una hora antes y está con los ojos como platos. Muchas veces, ni siquiera ha amanecido. De todas formas, no es tan problemático entre semana. El problema viene cuando ocurre los fines de semana o incluso en vacaciones. «¿Cómo puede ser que siga despertándome siempre a la misma hora?», se pregunta. Todas sus amigas le comentan que ya tiene su rutina y que ella es tan metódica que no es capaz de cambiarla.

La manera y la hora a la que se despierta Soledad también es un signo de trastorno del sueño. No puedes levantarte siempre a la misma hora porque el cuerpo no siempre está igual de cansado, o porque muchas veces necesita de horas extra para repararse.

Todos estos trastornos del sueño nos hacen envejecer prematuramente y en su mayor parte son consecuencia de nuestra

Tania Martínez

relación con el estrés, que hace que los ciclos vitales y nuestras hormonas se disparen sin posibilidad de ajuste.

Es importante que identifiques qué trastorno del sueño sufres e intentes adivinar qué te está queriendo decir: puede que sea que tus niveles de estrés son altos o puede que tengas más ansiedad de la que te imaginas. Lo esencial es que lo reconozcas como una señal de alerta que te está dando el organismo. Solucionarlo dependerá de ti y de tu capacidad de poner en práctica cambios en tus hábitos de vida, pero en esta fase, como digo, lo fundamental es reconocer estos avisos. Y eso es lo que te propongo ahora. Tu cuerpo es sabio, así que escúchalo. Por el momento lo más importante —y en eso se basan las dos primeras partes del libro— es ser consciente de los síntomas que tienes, de lo que te está pasando y de identificar cuáles son las señales que te está dando el organismo. En la tercera parte comenzaremos a ver qué puedes hacer para restablecer el equilibrio en el cuerpo.

Ejercicio 7

Registra en tu diario de sueño las horas que duermes.

Lo encontrarás en la página 301. De esta forma sabrás la cantidad de horas reales que destinas a reparar el organismo. Apunta también si sufres alguno de los trastornos que hemos detallado en el capítulo.

Capítulo 7

¿Cómo respiras?

Te habrás quedado de piedra. Y estarás pensando: «¿realmente me está preguntando que cómo respiro?». Pues sí, eso es exactamente lo que te estoy preguntando. No sabrías contestar, ¿verdad? Me refiero a algo más elaborado que «respirando». Sin embargo, aunque te extrañe la pregunta, no es tan simple ni tan banal como crees. Muchos de los síntomas que tenemos y que afectan negativamente al cuerpo tienen mucho que ver con la forma en la que respiramos.

Para empezar, ¿sabes que un tercio de la población no respira el suficiente aire como para mantener a su organismo trabajando a pleno rendimiento? Esto quiere decir que no introduce suficiente oxígeno y no elimina suficiente dióxido de carbono —los dos gases que intervienen en la respiración— para poder darle al corazón y al sistema nervioso el soporte que necesita para realizar su actividad diaria, y esta falta de energía se traduce siempre en problemas en el cuerpo.

Aristóteles, hace más de dos mil años, nos decía que el aire era nuestro alimento y nuestro medicamento. Y es que el arte de la respiración siempre ha sido venerado por nuestros ancestros como una fuente vital de energía para el cuerpo. Si el endotelio era la fuente de juventud, nuestro caviar particular, veremos ahora que la respiración es nuestra fuente de vida. La manera más efectiva de restablecer el control y el equilibrio sobre el cuerpo es aprender a controlar la respiración. En estos últimos años, o incluso siglos, hemos dejado de prestar atención a la respiración, la hemos olvidado, y con ello hemos perdido el hábito de respirar correctamente. La respiración, a diferencia del sueño, se puede realizar tanto de manera consciente como de manera inconsciente.

¿Es tan importante la respiración?

La respiración está controlada por el diafragma. Por si no recuerdas las clases de ciencias del colegio, el diafragma es un músculo que se localiza debajo de los pulmones y es básico para poder respirar, ya que se contrae de forma rítmica e involuntaria mientras lo haces.

El modo correcto de respirar consiste en empujar el abdomen hacia fuera en la inspiración y empujarlo hacia dentro en la exhalación. Es en este momento cuando permites que las células y los músculos se oxigenen y se puedan regenerar los tejidos pulmonares.

La respiración debe ser un proceso que se dé de manera regular y prácticamente inaudible. Si notas la respiración, sig-

Tania Martínez

nifica que no la estás realizando correctamente. Según Lao Tse, «el hombre perfecto respira como si no respirara». Pues eso. Si escuchas continuamente tu respiración o la de tu marido o la de tu amiga, piensa que no están respirando de una forma que favorezca a su organismo. La respiración adecuada replica la respiración de un recién nacido. ¿Cuántas veces has pegado la oreja a la barriguita de un bebé para ver si respiraba porque no hacía ningún tipo de ruido o de sonido ni movía apenas ningún músculo de su cuerpecito?

¿A que no te imaginas cuál es el principal problema que nos impide respirar bien? ¡Sobrerrespirar! ¡Como lo oyes! Respirar más veces de las que el organismo puede procesar —aunque sigas pensando que respirar más veces es introducir más aire en el organismo y, por tanto, respirar mejor... pues ¡no!—.

Si respiras en exceso —mayor número de veces—, el oxígeno llegará en exceso a los pulmones, haciendo que también elimines el dióxido de carbono en mayor medida que la que necesita expulsar el organismo. Esto hará que el dióxido de carbono existente en los tendones, músculos y células sea inferior al que necesites para oxigenarlos y hacer que todo funcione correctamente, pudiendo intervenir de manera negativa en los procesos vasculares, digestivos o neuronales. ¿Cuál será la consecuencia? Deficiencias de enzimas, de absorción de nutrientes, mala regulación del pH del organismo y disparo de los procesos metabólicos que provocan alergias, inflamación y con ello todo tipo de enfermedades.

¿Qué pasa si sobrerrespiras?

Te voy a contar mi experiencia personal. Nunca me he llevado demasiado bien con la respiración. También he de reconocerte que nunca la había considerado demasiado importante. De pequeña siempre tuve muchísimos catarros, anginas, etc., no sé muy bien debido a qué, pero me ahogaba por la noche. La nariz siempre era un tapón y mi habitación estaba llena de humidificadores, potingues como el Vick VapoRub —que me untaban por el pecho y por la nariz— para respirar, mentol, eucalipto…

Con ocho años comencé la escuela de música y aquí mi cruz y mi guerra diaria con mi profesora de solfeo. Que si no conseguía respirar, que si para cantar tenía que utilizar no sé qué tipo de respiración que salía del vientre. Sin embargo, echando la vista atrás, he de reconocer que el tiempo que duró mi formación musical también fue el tiempo que dejé de tener anginas, narices taponadas y esa ronquera crónica. ¿Tendrían al final algo que ver mis clases de canto en solfeo con la mejora de la respiración y, por ende, de todo lo demás? Ahora creo que sí. Durante el periodo que estuve yendo a clase al conservatorio de música —de los diez a los dieciocho años—, no volví a estar especialmente enferma, que yo recuerde. Tampoco recuerdo tener alergias o ninguna complicación relacionada con las fosas nasales ni ninguna enfermedad de garganta que mereciera mi atención.

Comencé a trabajar con veintidós años, y a partir de aquí… eso fue otra historia. Es verdad que no volví a sufrir de anginas, pero sí empecé a tener una especie de alergia —no se sabe muy bien a qué, porque no daba positivo en ninguna de las pruebas

Tania Martínez

de alergia clásicas— especialmente incómoda. Yo la llamaba «la alergia de los cambios de temperatura», y es que algo así sucedía. Estaba bien, era verano. Llegaba el invierno y con él la calefacción y empezaba con la alergia que me hacía tener voz de pato y que me impedía respirar. Mi tía también la tenía, así que para mí era algo que había heredado y no me lo planteaba demasiado. Mi tía era profesora de instituto y se constipaba —más bien la nariz se le taponaba— en los meses de invierno cuando volvía al instituto e iniciaba las clases. Ella decía que eran la calefacción, las tizas, las corrientes de aire y los cambios de temperatura. ¿Sería estrés? ¿Sería que no estaba oxigenando correctamente el organismo?

Yo misma repetí el patrón y comencé con esos síntomas, como digo, cuando empecé a trabajar. Días largos, noches largas, fechas de entrega muy ajustadas junto con un montón de trabajo y poco tiempo para realizarlo y ¡zas! Cuando llegaba ese momento de la entrega o de la presentación final, allí aparecía mi alergia y mi nariz taponada. Yo pensaba que no había nada que hacer. Era genético, ¿no? Pues antihistamínicos y listo.

Como conclusión te diré que la mayor parte de los momentos más estresantes de mi vida —aunque yo no fuera consciente— los he pasado con mi alergia taponando mi nariz —alguna vez aparecía también un fantástico herpes en la boca—, sin embargo, ni rastro de nariz taponada cuando cantaba y respiraba con la respiración diafragmática que me exigía mi profesora en clase de solfeo. ¿Tendría algo que ver? —*spoiler*: actualmente no he vuelto a tener una alergia de este estilo, pero tiene truco: he recuperado la respiración diafragmática que aprendí en aquella época. Te la cuento en el capítulo 12—.

La sobrerrespiración, si afecta al sistema respiratorio, puede darte tos, opresión de pecho, bostezos o ronquidos. Si afecta al sistema nervioso, tendrás mareos continuos, falta de concentración, vértigos, hormigueo en las manos o dolores de cabeza. Si por el contrario la mente es la perjudicada, la ansiedad se disparará, la tensión subirá e incluso podrías llegar a tener depresión. También pueden aparecer latidos rápidos o dolor en el corazón si afecta al sistema cardiovascular.

¿Qué acciones pueden distorsionar la respiración?

La sobrerrespiración se produce por muchas razones, pero su principal causa es el ritmo de vida, el estrés diario y continuo que conlleva. Este estrés hace que respires aproximadamente un sesenta por ciento de las veces a través de la boca en lugar de a través de la nariz.

Otros actos que te llevan a alterar la manera de respirar y te hacen sobrerrespirar son actividades muy simples que realizas a diario y que condicionan y modifican los patrones de respiración. Aquí te detallo unos cuantos.

1. Comer en exceso. Si comes más de lo que el organismo necesita, el cuerpo tendrá que hacer un trabajo adicional para procesar y digerir ese alimento extra, y para ello requiere mayor volumen respiratorio. El cuerpo se convierte así en una locomotora trabajando

Tania Martínez

a todo gas en la tarea de procesar residuos tóxicos. Si además los productos que consumes son procesados, que son más ácidos, el cuerpo para procesar, quemar y convertir en energía estos alimentos —y de paso mantener el pH de la sangre— necesitará aumentar el ritmo de la respiración.

2. Hablar en exceso. Estamos en la era de las tecnologías y de la hiperconexión. El teléfono, los móviles, las videoconferencias... Estamos todo el día hablando. ¿Sabes cuál es la media de conversación diaria de una persona? ¡Cinco horas seguidas! ¿Y qué suponen estas cinco horas seguidas de conversación? Pues introducir más cantidad de aire por la boca.

3. Falta de movimiento. Los músculos generan mayores cantidades de dióxido de carbono que no se producen si no nos movemos incrementando el volumen respiratorio.

4. Temperatura elevada. El organismo, para estar en equilibrio, necesita mantener una temperatura corporal. Si hay temperaturas elevadas dentro de tu casa, fomentarás incrementar la respiración y terminarás perdiendo la capacidad de autorregular el organismo. La temperatura correcta en invierno por la noche es de 18 ºC y de 22 ºC durante el día. ¡No abuses de la calefacción!

Y si respiras por la boca, ¿qué?

La nariz ha sido creada para respirar. ¿Por qué? Porque puede encargarse de limpiar, humidificar y calentar el aire que entra a través de ella gracias a la mucosa que contiene y que, además, actúa de filtro para las distintas bacterias que intentan entrar en el organismo. Esta actividad no la realiza la boca.

¿Sabes que el cráneo de los humanos ha evolucionado desde que no comemos comida cruda y cocinamos el alimento que ingerimos? Sí, como lo oyes. Nuestras facciones se han modificado y ahora tenemos bocas más pequeñas que hace cincuenta años. Esto hace que la laringe sea más pequeña y que el caudal de aire sea también inferior al que necesitamos —ya que el resto del cuerpo sigue siendo el mismo—. Para compensar la fisonomía, y poder introducir mayor caudal de aire, utilizamos muchas veces la boca para respirar en lugar de la nariz.

Las consecuencias de respirar por la boca pueden llegar a afectar a todo el organismo y, especialmente, a la parte del cuerpo que consideremos más débil, ya que será ella la que menos oxígeno pueda capturar. Por eso debemos intentar que la respiración se realice siempre o la mayor parte del tiempo por la nariz.

Ejercicio 8

La respiración es otro parámetro que te permite verificar en qué estado se encuentra tu cuerpo. Así que te invito a que observes cómo respiras.

Tania Martínez

Después de hacerlo, rellena tus impresiones en la plantilla de tu Cuaderno de trabajo 2 que encontrarás en la página 283. ¿Mueves el pecho o los hombros para respirar? ¿Te levantas con la boca seca? Probablemente hayas dormido con la boca abierta y hayas respirado por ella. ¿Haces ejercicio respirando por la boca? ¿Cada vez que caminas y te cuesta un poco avanzar abres la boca para poder respirar?

El medidor de la respiración

Al igual que hablábamos en el capítulo 4 del perímetro abdominal o de la masa corporal, existe un parámetro para medir la calidad y la cantidad de la respiración, y se llama pausa de control. La pausa de control mide cuánto tiempo puedes contener cómodamente la respiración.

Para medir tu pausa de control tapa la nariz con los dedos y cuenta los segundos hasta que notes que comienza a faltarte el aire. En ese momento en el que ya no puedas más suelta el aire por la nariz e inhala otra vez a través de ella. La inhalación que tomas después del ejercicio debe ser suave y tranquila, si no es que has aguantado en exceso la respiración.

Otra manera sencilla de llevar a cabo el análisis de la pausa de control es salir a caminar e inspirar, exhalar totalmente el aire y comenzar a caminar contando el número de pasos que realizas aguantando la respiración. Si puedes contar entre veinte y cuarenta segundos, tienes una pausa de control aceptable y tu salud irá pareja. Te sentirás bien, con energía. Si por el contrario es inferior a diez segundos, algo está sucediendo en el organismo y es un síntoma claro de que no estás respirando de manera correcta, de que tu organismo no accede a todo el oxígeno y dióxido de carbono que necesita.

Ejercicio 9

¿Ya sabes cómo respiras? Calcula cuál es la calificación de tu pausa de control y averigua en qué rango del tramo de respiración te encuentras.

Realiza este ejercicio cada semana y observa cómo vas mejorando dentro de tu tramo con los ejercicios que encontrarás en el capítulo 12.

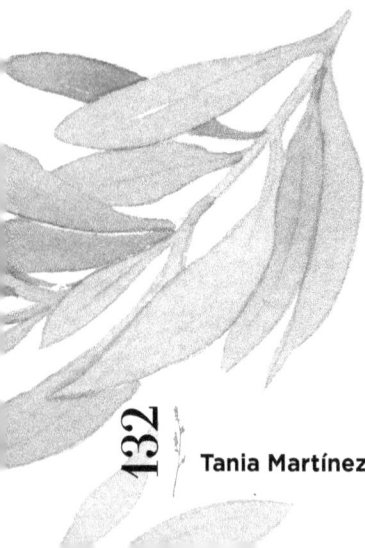

Tania Martínez

CUADERNO DE TRABAJO 2

Así soy.
Me corozco y me acepto

MÉTRICAS BÁSICAS
PARA SABER
QUIÉN SOY

ASÍ ME ALIMENTO

Registro emocional de comidas.

Anota durante siete días lo que comes, el horario en el que lo haces, el estado en el que te encuentras y el sentimiento que te produce la comida en el organismo.

LUNES

Desayuno	Comida	Cena
Así me siento	Así me siento	Así me siento

Tania Martínez

MARTES

Desayuno	Comida	Cena

Así me siento	Así me siento	Así me siento

MIÉRCOLES

Desayuno	Comida	Cena

Así me siento	Así me siento	Así me siento

Cincuenta a mis espaldas y a mí me importa un bledo

JUEVES

Desayuno	Comida	Cena
....	....	....
....	....	....
....	....	....
....	....	....
....	....	....
....	....	....

Así me siento	Así me siento	Así me siento
....	....	....

VIERNES

Desayuno	Comida	Cena
....	....	....
....	....	....
....	....	....
....	....	....
....	....	....
....	....	....

Así me siento	Así me siento	Así me siento
....	....	....

Tania Martínez

SÁBADO

Desayuno	Comida	Cena
....	....	....
....	....	....
....	....	....
....	....	....
....	....	....
....	....	....

Así me siento	Así me siento	Así me siento
....	....	....

DOMINGO

Desayuno	Comida	Cena
....	....	....
....	....	....
....	....	....
....	....	....
....	....	....
....	....	....

Así me siento	Así me siento	Así me siento
....	....	....

MIS
MEDIDAS

El perímetro abdominal se mide fácilmente con una cinta métrica. De pie, con los brazos a los lados, coloca la cinta a la altura del ombligo para medir el abdomen. El valor máximo saludable de perímetro abdominal es de ochenta y ocho centímetros para las mujeres y de ciento dos centímetros para los hombres. ¿Cuál es el tuyo?

FECHA	PERÍMETRO ABDOMINAL

Tania Martínez

MIS MEDIDAS

La medida de la grasa corporal es otro indicativo para saber cómo está tu organismo, y no debería situarse en un porcentaje superior a un treinta por ciento de tu peso total si quieres encontrarte en estándares saludables. Hazte con una báscula que la mida y anota los resultados.

FECHA	GRASA CORPORAL

ASÍ ME INFLAMAN LOS ALIMENTOS

Registra en esta tabla de comidas si alguno de los alimentos que has ingerido durante estos siete días te ha provocado malestar físico como hinchazón, estreñimiento, congestión nasal, etc. Puede ser la clave para detectar qué alimentos no son procesados convenientemente por tu organismo.

LUNES

Desayuno	Comida	Cena
Así me inflama	Así me inflama	Así me inflama

MARTES

Desayuno	Comida	Cena
Así me inflama	Así me inflama	Así me inflama

MIÉRCOLES

Desayuno	Comida	Cena
Así me inflama	Así me inflama	Así me inflama

Tania Martínez

JUEVES

Desayuno	Comida	Cena
Así me inflama	Así me inflama	Así me inflama

VIERNES

Desayuno	Comida	Cena
Así me inflama	Así me inflama	Así me inflama

SÁBADO

Desayuno	Comida	Cena
Así me inflama	Así me inflama	Así me inflama

DOMINGO

Desayuno	Comida	Cena
Así me inflama	Así me inflama	Así me inflama

ASÍ ME HIDRATO

¿Cuántos litros de agua bebes al día? El agua es fundamental para el organismo y una pieza clave en el funcionamiento correcto de todos los procesos que van a producirse en él. Anota cada uno de los vasos de agua que te tomes en el día. Si no dejas este registro escrito cuando termine la jornada, no serás consciente del número de vasos reales que has bebido. Y sé consciente también de otra cosa, los días que menos agua bebes, ¿has conseguido saber el patrón que estás reteniendo en tu interior? Es rabia, enfado, ira… Prueba a hacer balance al final del día. Te sorprenderán las respuestas.

LUNES

Desayuno	Comida	Cena
¿Qué retengo?	¿Qué retengo?	¿Qué retengo?

MARTES

Desayuno	Comida	Cena
¿Qué retengo?	¿Qué retengo?	¿Qué retengo?

MIÉRCOLES

Desayuno	Comida	Cena
¿Qué retengo?	¿Qué retengo?	¿Qué retengo?

Tania Martínez

JUEVES

Desayuno	Comida	Cena
¿Qué retengo?	¿Qué retengo?	¿Qué retengo?

VIERNES

Desayuno	Comida	Cena
¿Qué retengo?	¿Qué retengo?	¿Qué retengo?

SÁBADO

Desayuno	Comida	Cena
¿Qué retengo?	¿Qué retengo?	¿Qué retengo?

DOMINGO

Desayuno	Comida	Cena
¿Qué retengo?	¿Qué retengo?	¿Qué retengo?

DIARIO DE MOVIMIENTO

Registro de movimiento. Pasos o actividad física realizada.

El cuerpo necesita movimiento. Registra todos los movimientos diarios, desde los pasos que has hecho —para eso puedes comprarte un contador de pasos o bien anotarlo mediante alguna aplicación que posea tu teléfono— hasta cualquier otra actividad física que realices: un paseo de treinta minutos, una carrera de dos kilómetros o esa clase de yoga o pilates que realizas semanalmente. ¡Sé consciente de tu movimiento diario!

LUNES

....

....

....

MARTES

....

....

....

MIÉRCOLES

....

....

....

JUEVES

....

....

....

VIERNES

....

....

....

SÁBADO

....

....

....

DOMINGO

....

....

....

DIARIO DE SUEÑO

¿Descanso suficiente?

Debes ser consciente del número de horas que duermes. Registra en los próximos días las horas que duermes anotando tu hora de irte a la cama y tu hora de levantarte. Apunta también si has experimentado algún tipo de incidencia durante la noche, como levantarte, despertarte, no conciliar el sueño... Más adelante, en el capítulo 9, sobre el sueño, te explicaré por qué es tan importante el descanso para el cuerpo. Al hacer el ejercicio te sorprenderá comprobar que duermes menos horas de las que creías.

LUNES

Hora de acostarse

Hora de levantarse

Número de horas dormida

Número de horas despierta

Dificultad para dormirse

Dificultad para levantarse

Trastorno de sueño identificado

Tania Martínez

MARTES

Hora de acostarse

Hora de levantarse

Número de horas dormida

Número de horas despierta

Dificultad para dormirse

Dificultad para levantarse

Trastorno de sueño identificado

MIÉRCOLES

Hora de acostarse

Hora de levantarse

Número de horas dormida

Número de horas despierta

Dificultad para dormirse

Dificultad para levantarse

Trastorno de sueño identificado

JUEVES

Hora de acostarse

Hora de levantarse

Número de horas dormida

Número de horas despierta

Dificultad para dormirse

Dificultad para levantarse

Trastorno de sueño identificado

VIERNES

Hora de acostarse

Hora de levantarse

Número de horas dormida

Número de horas despierta

Dificultad para dormirse

Dificultad para levantarse

Trastorno de sueño identificado

SÁBADO

Hora de acostarse

Hora de levantarse

Número de horas dormida

Número de horas despierta

Dificultad para dormirse

Dificultad para levantarse

Trastorno de sueño identificado

DOMINGO

Hora de acostarse

Hora de levantarse

Número de horas dormida

Número de horas despierta

Dificultad para dormirse

Dificultad para levantarse

Trastorno de sueño identificado

Tania Martínez

¿CÓMO RESPIRO?

Observo mi respiración.

*Comprueba cómo respiras para chequear cómo
se encuentra tu cuerpo. Anota si te has levantado con
la boca seca, si mueves el pecho en determinadas situaciones
o si te quedas sin aire al andar.*

FECHA	SÍNTOMA

¿CÓMO RESPIRO?

Mido mi pausa de control.

Registra diariamente cuál es tu pausa de control. Para ello, tapa la nariz con ambos dedos y cuenta los segundos que pasan hasta que notes que te falta el aire. En ese momento, suelta el aire por la nariz y escribe el tiempo transcurrido.

FECHA	PAUSA DE CONTROL

Tania Martínez

PARTE III

Comienza a vivir la vida que mereces

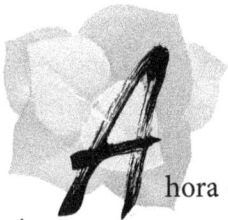

*A*hora que tienes la foto inicial de cómo eres y de cómo te encuentras, vas a comenzar el camino para perfilar la foto final de cómo quieres ser y de cómo quieres estar dentro de veinte años. Sin culpas ni miedos. Agradeciendo lo que dejaste atrás y deseosa de descubrir todo lo que te espera.

Toma prestadas las enseñanzas de las culturas del Este, las cuales creen fielmente que lo que nos ocurre tiene un sentido y pasa siempre por algo: puede ser por una elección, por una creencia, por una decisión... No es ni mejor ni peor, ni se pretende juzgar, pero todo se va tejiendo en torno a las decisiones que has ido tomando, aunque no hayas sido consciente de ello. Acéptalas y déjalas atrás reconociendo y agradeciendo qué supusieron para ti en ese momento. Solo así podrás avanzar en tu camino.

Ejercicio 1

Antes de continuar escribe qué es lo que te ha aportado estar como estás ahora, como eres ahora. Utiliza el Cuaderno de trabajo 3 que encontrarás en la página 283.

Quizá esos michelines —esas grasas— que tienes o que has tenido y que actualmente no te gustan te han protegido y han sido la coraza para no hacer frente a aquello que todavía no podías manejar. Quizá no tener ese cuerpo de atleta después de haber pasado horas en el gimnasio te ha permitido tener la familia que tienes y dedicarle más tiempo a ella. Sea lo que sea, agradécelo. Forma parte de tu vida. Ahora es el momento de dar gracias por eso que has tenido y lo que te ha permitido y decirle adiós, soltarlo y liberarte de ello. Todos los ejercicios de este módulo están en el Cuaderno de trabajo 3 que encontrarás en la página 283.

Y como dice el proverbio zen, «cuando el alumno está preparado, el maestro aparece». Ha llegado, por tanto, el momento de avanzar en tu camino hacia tu segunda vida, hacia tu segunda juventud.

Lo que quiero dejarte claro es que todo lo que vas a ver en los siguientes capítulos de este apartado son las bases que debes conocer para llevar a cabo un cambio en tu estilo de vida. Quizá un poco novelado, quizá un poco más ameno o un poco más intenso según la parte en la que te encuentres del libro y de tu vida, pero ello hará que llegues, o por lo menos te acerques un poquito más, a tu destino.

Tania Martínez

No esperes soluciones rápidas ni la varita mágica de tu hada madrina que te convierta, de repente, en princesa lista para ir al baile. Como te digo, no son dietas ni cambios milagro que se aplican de la noche a la mañana. Todo tiene que ver con la decisión que has tomado de cambiar tus hábitos de vida y proyectarlos e implementarlos en esa persona en la que te quieres convertir —o tal vez ya eres, pero no la has dejado salir a tu mundo exterior—. Si vas a elegirlos como compañeros de viaje en tu camino hacia una nueva vida, tendrás que conocer y aplicar una serie de reglas que hasta ahora o no te habían interesado desarrollar o no las estabas aplicando. No te juzgues. Llevas tanto tiempo actuando sobre la base de unas creencias que es difícil cambiarlas todas de la noche a la mañana. Permíteme un consejo: afronta el cambio con paciencia, con tranquilidad —como dice el dicho, Roma no se conquistó en dos días—, aceptando que no siempre puedes ser perfecta, aceptando que el camino es largo y puede que caigas una y otra vez en tus rutinas anteriores y que por ello no debes sentirte culpable.

Lo importante es tener la meta clara: vivir el mayor tiempo posible en una nueva vida en la que vas a cuidarte, vas a escucharte y vas a proponerte sacar lo mejor de ti misma. Atrás has dejado esa etapa de creencias aprendidas. Establece ahora tus nuevas reglas para aumentar la salud, ganar en paz interior, en energía, en retrasar tu envejecimiento, en no enfermar y en tener una experiencia más satisfactoria y más plena.

Para ello, vas a utilizar un plan de viaje formado por varios elementos que irán conformando lo que llamaremos tu plan de vida:

Tu plan de vida

El mapa

Lo que comes **Capítulo 8**	Lo que bebes **Capítulo 8**	Lo que te mueves **Capítulo 11**

El destino

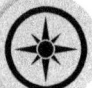

La brújula

Lo que respiras **Capítulo 12**	Lo que duermes **Capítulo 9**	Tu amuleto **Capítulo 13**

El timón

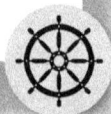

El estrés que regulas
Capítulo 10

TU PLAN DE VIDA estará formado por:

1. Tu destino
2. El mapa que te lleva a tu destino
3. La brújula de tu mapa
4. El timón que te guía en tu viaje

Veamos qué te aporta cada uno de estos elementos.

1. Tu destino

Ahora que eres consciente de la persona que eres, es momento de dejar claro quién es la que quieres ser en esta segunda etapa de tu vida. Visualízate siendo ella. Cierra los ojos y permítete imaginarte ese momento con todo lujo de detalles: teniendo más años, más arreglada, más informal, más delgada, con algún kilo más, con algún kilo menos..., físicamente igual, con más decisión a la hora de decir no a ciertos hábitos que no te gustan. A lo mejor quieres dejar de lado esa imagen de persona fuerte con coraza y comenzar a sentir y a contarle al mundo lo que verdaderamente sientes. Cualquier cosa que sea lo que quieres o lo que decidas ser es lo que denominaremos el destino de tu vida. Eres tú dentro de diez años.

Ejercicio 2

Escribe cuál has decidido que sea tu destino. Describe quién quieres ser física, profesional y emocionalmente.

El ejercicio consiste en escribir con detalle eso que ves, esa nueva María, Berta, Pepa… y describirla ya con su objetivo conseguido, cuando ha llegado a su destino. Escribe cómo es, cómo viste, cómo se peina, cómo te la imaginas, cómo se alegra, cómo disfruta de aquello que ha elegido, cómo lo celebra. Visualízate siendo esa persona. Cierra los ojos y permítete ser ella.

2. El mapa que te lleva a tu destino

Vas a comenzar a montar tu mapa de vida: ese con el que conseguirás llegar a tu destino. Este mapa será el plan que te permitirá estar ahora mejor que cuando tenías treinta y dentro de veinte años mejor que ahora que tienes o rozas los cincuenta: feliz, sana, con energía y lo más lejos posible de las enfermedades que se generan debido más al estilo de vida que a la genética que llevas impresa. A lo mejor no siempre conseguirás llegar a tu destino indemne. No puedes saberlo. Tampoco si siempre lo conseguirás —ya nos gustaría a todas tener una bola mágica que leyera nuestro futuro—, pero siempre tendrás más posibilidades que aquellas personas que ni siquiera lo han intentado.

Las coordenadas de este mapa de tu vida las irás viendo en los próximos seis capítulos. En ellos detallaremos tu nuevo manual de reglas y creencias. En la segunda parte del libro has visto tu relación actual con la comida, con la bebida, con el estrés, con el sueño… Bien, pues ha llegado el momento de tomar cada una de esas relaciones y desaprender lo aprendido.

Tania Martínez

Estas nuevas reglas, estas nuevas normas, te irán marcando las coordenadas para conseguir tus propósitos. Muchas de ellas poseen bases científicas y están más que contrastadas, pero has preferido seguir en tu inercia aprendida y es el momento de volver a re-aprenderlas y aplicarlas. ¿Por qué? Porque ahora sí que las quieres conocer y las quieres poner en marcha.

3. La brújula de tu mapa

Como en todo viaje que se precie es necesaria una brújula para que te guíe hacia tu objetivo. Representará todo lo que deberás ir regulando y ajustando para conseguir llegar a tu destino en cada una de las etapas de tu viaje. Los calibres de la brújula salpicarán cada uno de los capítulos que encontrarás a continuación para que te detengas en ellos y valores si necesitas usarlos para ajustar tu rumbo.

4. El timón que te guía en tu viaje

El timón de tu viaje vendrá marcado por el control del estrés. Como en el mar, cuando hay vientos fuertes, debes agarrar el timón y enderezarlo si quieres continuar tu camino con seguridad. Los golpes de timón irán manteniendo a raya tu estrés. Siempre que pienses que la situación te supera, recurre a ellos.
¡Comencemos, pues, el viaje!

Capítulo 8

Cambia tu alimentación, cambia tu vida

El primer y el segundo cuadrante del mapa tienen que ver con la alimentación, con lo que comes y con lo que bebes, y, como verás, es la pieza clave de tu viaje, y si rascas un poco, te diría que también es la clave de tu vida.

¿Harías un largo recorrido sin ponerle gasolina al coche? No, ¿verdad? ¿Le echarías alguna vez aceite de cocina al coche? ¡¡No!! Bien, y entonces, ¿por qué no aplicas la misma teoría con el organismo?

La alimentación

¿Nunca te has parado a pensar por qué hay un libro de recetas para cada tipo de enfermedad? Las recetas para no enfermar, las recetas para envejecer con salud, las recetas anticáncer, las recetas antialzhéimer, las recetas contra la depresión... Para mí eran siempre unos libros que me gustaba ojear en las estanterías de las librerías. «¡Qué curioso!», decía para mí una vez devueltos a su estante correspondiente. Todos tenían más o menos igual base y más o menos las mismas recetas, y, desde luego, todas ellas partían de los mismos ingredientes. No entendía muy bien qué pasaba ni por qué tenían títulos distintos si el contenido era siempre parecido.

Bien. Ahora todo tiene sentido. La alimentación es la base para que el organismo, a través del cuerpo —sí, ese del que solo nos han dado una copia—, pueda sacar energía para mantenerse sano y con capacidad de regenerarse, ralentizar el envejecimiento y no enfermar. Es el mecanismo que puede eliminar la grasa corporal, reducir el perímetro abdominal o disminuir la inflamación acumulada.

Debes aceptar y ser consciente de que a través de la comida puedes transformarte y conseguir lo que quieres ser, saliendo así de unos hábitos de vida que no te favorecen. Los alimentos que pones en el plato influyen de manera positiva en el cambio que vas a generar, y verás que ¡mucho más de lo que imaginas!

Existen dos tipos de alimentación que nutren el organismo. Por un lado tienes la alimentación que sacia el hambre. Y por otro no puedes olvidarte de la alimentación emocional, la que nutre las emociones a través de la comida. Esta cada vez influye más en la manera en la que comemos, como le pasaba a Marta o a Andrea en el capítulo 4. Lo curioso es que ambos tipos de alimentación nos aportan nutrientes o nos inflaman en función de lo que el cuerpo esté necesitando, siempre con el objetivo de alcanzar su equilibrio interno.

Tania Martínez

La hoja de ruta en el primer y segundo cuadrante del mapa pasa por revisar todos los elementos que tienen que ver con la alimentación, desde el proceso digestivo —cómo se encuentra el organismo—, los alimentos que pueden inflamarte o nutrirte —qué comes— y los estímulos físicos o emocionales —qué sientes— que hacen que tu cuerpo consuma uno u otro tipo de alimento.

El proceso físico que alimenta el cuerpo. La digestión

Si quieres cambiar la alimentación de cara a revisar qué te beneficia, tienes que preguntarte primero si físicamente todos los sistemas implicados en el proceso de alimentarte funcionan correctamente. El paso de los años y las distintas dietas a las que hemos sometido al cuerpo han hecho estragos en nosotras, y debemos revisar, como en el caso del coche, que todo el cuerpo sigue en perfectas condiciones.

La digestión es el proceso físico que utilizamos para procesar los alimentos que ingerimos. Comienza en la boca y llega hasta el fin del trayecto en el que se separan el agua y los nutrientes, que irán a través de la sangre a las diferentes células, y los residuos generados que terminarán en el intestino grueso, donde serán eliminados por el cuerpo.

¿Masticas o engulles lo que comes?

La masticación es básica en la alimentación. ¿A que no te habías parado a pensar nunca para qué sirve masticar? Vamos siempre acelerados y muchas veces, en lugar de masticar la comida, lo que hacemos es engullirla y acabar masticándola en un par de bocados. Sin miramientos. ¿Cuántas veces te han comentado en una cena que comes demasiado deprisa? ¿O has terminado el plato cuando el resto de los comensales no ha empezado siquiera? Pues bien, la masticación manda señales al cerebro para informarle de que estamos introduciendo alimento en el organismo. Sin esta señal el proceso digestivo no se activará, ni las glándulas salivares que transportan la comida ni las enzimas encargadas de recibir y diseccionar la comida y obtener los nutrientes que necesitamos.

Ya habíamos comentado que el cerebro optimiza siempre su energía. Sin señales claras no obtendrás respuestas claras y nada en el proceso funcionará como debería. La llave para activar la sala de máquinas del proceso digestivo es masticar y comenzar a salivar.

Estas mismas hormonas son también las encargadas de enviar al cerebro la sensación de saciedad, otra variable importante que en estos últimos años hemos perdido. Sin saber cuándo estamos llenos ni cuándo debemos dejar de comer es muy difícil ajustar el organismo.

Brújula 1

Mastica más veces la comida que ingieres.

Tania Martínez

Conseguirás eliminar parte de las hinchazones, reflujos y malas digestiones que tienes, o por lo menos eliminarás parte de los mismos.

¿Qué más afecta a la digestión?

Existen ciertos patrones que pueden afectar también al proceso digestivo, como comer poco, comer mucho, ingerir pocos nutrientes, no beber agua y estar deshidratadas, tener problemas digestivos, tomar medicamentos sin control o no hacer ejercicio.

¿Cuánta comida puede ingerir el estómago?

Mira tu mano, cierra el puño y obsérvalo. Estás viendo el tamaño normal de tu estómago. Te sorprende, ¿verdad? Pues deberías comer para llenarlo hasta un ochenta por ciento de su capacidad. El problema es que comemos tanta comida que hemos perdido la sensibilidad del cuerpo para detectar el hambre, y eso impide que sepamos cuándo comer y cuánto comer. Comemos por inercia o por gula o, como veremos más adelante, para tapar nuestras emociones. ¿Crees ahora que quizá tomas demasiada comida?

Recuerda el tamaño de tu estómago cuando te sientes a la mesa. Mira el puño y piensa cuánto puedes comer para que todo funcione de forma correcta.

¿Cuándo fue la última vez que sentiste hambre?

María José es administrativa en una multinacional. Tiene su trabajo en unas oficinas en las que pasa prácticamente toda su jornada laboral. Se levanta pronto por la mañana, a eso de las siete. No se levanta ni con hambre ni con sed, pero desayuna abundante: cereales, unos huevos, un yogur y una pieza de fruta. Ha leído en más de un libro que desayunar es bueno para el organismo y ella lo hace regularmente cada día.

Toda la mañana se la pasa de reunión en reunión o al teléfono, y a eso de las dos, dos y media, sale corriendo para coger sitio en el restaurante de menú que hay a las puertas de su oficina. Sigue sin hambre, pero no va a quedarse sin comer cuando no va a tener tiempo de tomar algo hasta la cena.

De camino a casa le comienzan a rugir las tripas, pero no va a merendar algo ahora cuando ya casi toca la hora de cenar.

Dos horas más tarde, cuando se sienta a cenar, come lo que ha preparado para sus hijos. Sin demasiadas ganas, sin demasiada hambre. Lo que le apetecería es algo más ligero, ¡pero no se siente con ganas ni de encender los fogones, y menos de

Tania Martínez

cocinar algo que solo va a tomar ella! Así que come lo que el resto de su familia. ¡No va a quedarse sin cenar!

Probablemente, María José no esté nutriéndose de modo adecuado ni esté dándole a su cuerpo lo que este le está pidiendo. Es más, ni siquiera se ha planteado qué es lo que su cuerpo necesita, y eso a la larga repercutirá de manera negativa en ella.

¿Qué es tener hambre?

Tener hambre no es mirar el reloj y saber que es la «hora de la comida», que «hay que comer». Tener hambre es una sensación real y física en el organismo. Es una sensación de malestar en el estómago, que implica un pequeño rugir de tripas que suele ir acompañado de imágenes mentales de comida o ganas de comer, y que nos hace dispersarnos de la actividad que estuviéramos realizando.

¿Hace cuánto que no sientes esta sensación? ¡Ese es el gran problema actual! Comemos cuando «tenemos» o pensamos que «debemos» comer, no cuando tenemos hambre. Hace tiempo que no estamos conectados con el cuerpo. No lo escuchamos ni sabemos ya interpretar sus reacciones.

Si el estómago es tan pequeño como el puño de la mano, y sin tener hambre ingieres casi el triple de la comida que el estómago puede digerir, ¿te extraña que al final el cuerpo esté cansado, agotado y rendido de luchar contra corriente?

Cincuenta a mis espaldas y a mí me importa un bledo

Por eso es tan importante que vuelvas a conectar con el organismo.

Siempre nos han dicho que debemos comer cada tres horas, cinco comidas al día. Puede que sea así, puede que el organismo necesite comer en pequeñas cantidades varias veces al día, pero antes, debemos aprender nuevamente qué es eso de tener hambre. En ayurveda, la ciencia de los hindúes, se recomienda antes de empezar cualquier tratamiento natural de curación, dieta o de detoxificación pasar por un periodo de quince días en el que se coma solo cuando se tenga hambre. Ni antes ni después. A cualquier hora en la que el cuerpo nos pida comida, como los bebés. Esta actividad permite volver a sentir el cuerpo y a identificar de nuevo sus señales. No es una dieta. Su objetivo es «resetearnos» y devolvernos al origen, al principio de todo.

¿Qué es tener sed?

La sensación de hambre puede ser también una necesidad de agua, un síntoma de que tienes sed, pero te has olvidado de cómo identificar la diferencia entre ambas señales.

Si no bebes demasiada agua y esto te ocurre a menudo, prueba a beber un vaso y comprueba si pasados diez minutos vuelves a tener hambre. Verás que eso ocurre muchas menos veces de las que te imaginas. El cuerpo está deshidratado en más ocasiones de las que pensamos.

Si estás comiendo porque no tienes hambre o sigues comiendo aunque hayas detectado que ya estás llena —si has conseguido detectarlo, estás de enhorabuena—, está claro que estás

Tania Martínez

comiendo por un tema emocional, y ahora veremos cómo afrontarlo.

Debes aprender también cuándo parar. Hemos roto las señales de aviso del organismo, tanto de hambre como de saciedad, y eso es lo que nos impide dejar de comer cuando ya el cuerpo no tiene ganas.

Brújula 2
Cuando vayas a comer, pregúntate siempre si tienes hambre.

Y cuando sientas que has tenido bastante, deja de hacerlo. Pregúntate también si has tenido suficiente. Si estás comiendo y empiezas a pensar en otras cosas, a jugar con la comida…, considera que tu cuerpo ya no tiene hambre.

Para mantenerte sana, a medida que vas cumpliendo años, es básico ingerir solo aquello que tu cuerpo necesita.

Envejecimiento del proceso digestivo

Al igual que el resto de procesos y órganos del cuerpo, el aparato digestivo no funciona igual y de la misma manera a medida que cumplimos años.

- El estómago pierde flexibilidad con la edad. Esta es la razón de que puedas ingerir menos comida. No vale eso de seguir pensando, «si siempre he comido dos platos de macarrones en casa de mi madre y me encantaban. ¿Por qué ahora no puedo terminar ni el primero?». Bien. Esta es una de las razones.

- Los intestinos pierden fuerza para contraerse, que es lo que permite el transporte de los nutrientes y de los desechos. El transporte se realizará entonces de manera más lenta y ralentizará el metabolismo, resintiéndose la masa muscular e incluso provocando la disminución en la tolerancia a ciertos alimentos.

- Se reduce el número de enzimas que se encargan de partir la comida. Mucha comida, pocas enzimas, juzga tú misma cuál puede ser el resultado. Como mínimo, acumulación de grasa en el organismo.

- Se irrita la flora intestinal, que puede manifestarse con dolores continuos de tripa, reflujo, indigestión, diarrea o estreñimiento.

- La absorción de nutrientes se ralentiza y hace que con la edad estemos faltos de vitaminas y minerales básicos y, en ocasiones, sea necesario ingerir suplementos para compensar estas deficiencias.

- Se empeora el proceso de eliminación y detoxificación, haciendo que parte de los residuos se queden en la sangre y no podamos eliminarlos correctamente, creando inflamación.

Tania Martínez

¿Cuáles son los ingredientes más nocivos para la salud?

Una vez revisado el proceso digestivo, pasemos ahora a identificar si existe algún alimento que te esté perjudicando o inflamando el organismo, bien porque haga una reacción negativa en tu organismo, bien porque no te esté dando la energía que en este momento necesitas.

Como primera norma debes considerar que no existen alimentos ni malos ni buenos. Sí que debes tener en cuenta que los alimentos de hoy no se procesan como hace cincuenta años y eso, en ocasiones, altera el organismo, que no está preparado ni ha evolucionado lo suficiente para adaptarse a los nuevos procesos.

Si de un tiempo a esta parte has comenzado a notar determinados cambios en tu digestión y crees que puede ser debido a alguno de los elementos que ingieres, te propongo conocer cuáles son los que producen las mayores intolerancias en el organismo. Recuerda que cada persona es diferente y no todas responden de la misma manera a los distintos alimentos.

El azúcar

Laura vive una época un poco complicada. Parece que nada le sale bien. Está todo el día de aquí para allí y no consigue centrarse en nada. El trabajo la tiene completamente desbordada, los hijos están en la edad de la adolescencia y todos los días se enfrenta a un montón de batallas cuando llega agotada a su casa. Con su marido, las cosas han comenzado a no fluir. Parece que no se conocen y han tomado destinos completamente separados.

De un tiempo a esta parte no le apetece comer y, cuando lo hace, tiene necesidad de meter azúcar en el cuerpo. Dulces, Cola Cao con galletas, chocolate... Parece que es el único instante del día en el que puede estar tranquila y disfrutar de su momento de paz.

Después de un año siguiendo este patrón de vida, Laura está exhausta. Cada día tiene menos energía, y si antes estaba descentrada y agotada, ahora literalmente no puede con el cuerpo.

Un poco preocupada por su salud, Laura ha visitado a un médico para hacerse un chequeo. Los niveles de glucosa se han disparado y le han recomendado eliminar todo tipo de alimentos que puedan contener azúcar.

Laura ha decidido ponerse las pilas e inmediatamente se ha ido al súper a comprar todo aquello que no tuviera azúcar, o por lo menos no más de cinco gramos en su composición según le ha dicho la doctora. ¡Y ha alucinado! ¿Cómo puede ser que la mayor parte de los alimentos que están envasados superen esta proporción?

Tal y como le ha pasado a Laura al hacer revisión del azúcar incorporada en su cesta de la compra, debes saber que en la

Tania Martínez

dieta occidental, de un tiempo a esta parte, se está abusando del azúcar y de las grasas saturadas. El azúcar puedes encontrarlo en grandes cantidades prácticamente en todos los alimentos que consumes. Esto es debido a que las compañías alimenticias abusan de su uso en los diferentes productos. Por si fuera poco, esta misma industria utiliza sinónimos del azúcar a la hora de nombrarlos en las etiquetas de cada uno de los elementos procesados. Lo que significa es que, aunque veas que un alimento contiene diez gramos de azúcar, azúcar también es el sirope del que posee cuatro gramos o la fructosa de la que posee otros tres gramos. Esto se debe a que los ingredientes han de enumerarse de mayor a menor cantidad utilizada en el producto y no queda demasiado sano ni estético que el principal ingrediente de aquello que vayas a consumir sean cuarenta gramos de azúcar de cien gramos de producto.

Por regla general, si un producto contiene más de cinco ingredientes en su etiqueta, y si el total de azúcar es superior a cinco gramos, no debes considerarlo como un alimento beneficioso para la salud. Comienza a ser consciente del azúcar que ingieres a lo largo del día en los distintos alimentos que consumes. Te recomiendo que busques en internet el listado de los sinónimos utilizados por la industria alimenticia para denominar el azúcar.

El consumo sin control de azúcar hará, además, que se incremente la glucosa en sangre. Hasta ahora las enfermedades relacionadas con el azúcar se atribuían solamente a aquellas personas que eran diabéticas. Ahora sabemos que la consecuencia de un mal control del azúcar afecta a todos y puede desembocar en enfermedades como la diabetes, alzhéimer —a la que comienzan a considerar diabetes 3—, enfermedades cardiovasculares, obesidad o cáncer.

La hormona que aparece y que se genera en el páncreas para regular la glucosa en sangre es la insulina, como vimos en el capítulo 3. Si en un determinado momento las células se saturan y el cuerpo no puede seguir almacenando glucosa, las células de los músculos dejan de procesar nutrientes y esto hace que el cuerpo se inflame, almacenando azúcares y grasas que, al no poder penetrar en las células, se quedan como residuos en diferentes partes del organismo —arterias o cerebro—.

A la insulina se la conoce como la hormona que engorda, y eso es porque retiene la grasa corporal. Actúa como si fuera a anticiparse a una etapa de escasez. Cuando hay exceso de insulina en sangre, el cuerpo no puede quemar grasa. Si dura mucho tiempo el exceso de insulina en sangre, te será imposible adelgazar, hagas lo que hagas.

¿Quieres saber si tu cuerpo está tan saturado de azúcar que no te permite quemar grasa?

Gloria se ha animado a eliminar de su dieta el azúcar. Últimamente está preocupada por su salud y ha decidido cuidarse. Lleva dos días tomando verduras, proteínas limpias y se ha prohibido a sí misma tomar cualquier alimento que esté envasado en el supermercado.

El segundo día se ha levantado sin ninguna energía. «¡Menos mal que elegí comenzar la restricción en viernes!», piensa para sí, porque no puede casi ni dar un paso por el agotamiento que

Tania Martínez

arrastra —«La verdad es que la semana ha sido mala, pero no pensé que estuviera tan cansada»—. Así pasa el sábado y el domingo: tirada en el sofá sin ganas de hacer nada y con un ligero dolor de cabeza, sí, como ese que se tiene después de una pequeña resaca.

¿Qué le ocurre a Gloria? Sin saberlo, se está desintoxicando de la cantidad de azúcar que tenía en su organismo. El cuerpo se había acostumbrado a esos picos de insulina que le daban energía, aunque fuera momentánea y ficticia, y ahora que no los tiene no sabe a qué atenerse o qué tomar en sustitución de la misma.

Gloria habrá eliminado su exceso de azúcar en cuatro días y dejará de tener antojos o ganas de tomarla porque el cuerpo habrá conseguido desintoxicarse. Si además de reducir el consumo de azúcar, incluye el ejercicio en su rutina diaria, reducirá considerablemente los picos de insulina y podrá revertir su resistencia a esta en el organismo.

Revisa si tienes alguno de estos síntomas de manera habitual y sabrás si tienes exceso de azúcar:

- Deseo incontrolable de tomar dulces o hidratos de carbono.
- Problemas para bajar de peso.
- Cansancio después de comer con una necesidad imperiosa de tomar un café que te despierte.
- Antojos.

- Elevada grasa abdominal que no puedes eliminar aunque lo intentes.
- Menstruación irregular.

Ejercicio 3

Si tienes alguno de estos síntomas, prueba a hacer lo que ha hecho Gloria durante veintiún días.

Intenta reducir la ingesta de azúcar —y por supuesto de cualquier sustituto de esta, como aspartamo, sacarosa, edulcorantes…—. Y si como Gloria, como consecuencia de reducir el azúcar, sientes algún tipo de dolor de cabeza, aumenta ligeramente en estos días tu consumo de sal.

El gluten

De un tiempo a esta parte hemos pasado de oír la palabra gluten cuando comenzábamos a darles a nuestros hijos algo más que pecho o biberón a tenerla a todas horas en los medios de comunicación. Es una de las palabras que mayores enemigos tiene en la alimentación, junto con el azúcar. Pero ¿qué es el gluten?

El gluten es una proteína que poseen los cereales y que no es muy fácil de digerir por los intestinos, y lo es un poco menos desde que se ha modificado la manera de procesar los cereales que la contienen, que, además, hace que sean adictivos y que aumenten el nivel de glucosa en sangre. Esta es la razón de que ahora tengamos problemas con el gluten, cuando nuestros abuelos ni sabían qué era eso.

Tania Martínez

El gluten se encuentra en el trigo, el centeno, la cebada y la espelta, principalmente. La avena contiene gluten, pero de una forma más leve, al igual que el arroz y el maíz.

¿Cuáles son los principales síntomas de la intolerancia al gluten?

La intolerancia al gluten puede tener diversas intensidades y aparecer en diferentes momentos de la vida, a medida que nos hacemos mayores como consecuencia de la inflamación a la que sometemos al organismo.

Muchas personas, aunque dan negativo en las pruebas médicas para detectar la intolerancia, notan que su aparato digestivo sigue teniendo dificultad para procesarlo y se sienten hinchadas cuando ingieren este tipo de alimento.

Los síntomas más comunes de esta intolerancia son: anemia —falta de hierro—, osteoporosis, ansiedad, depresión, fatiga, trastornos hepáticos, dolores en articulaciones, heces pálidas con olor, llagas en la boca, hinchazón abdominal, entumecimiento y hormigueo de piernas, pérdida del esmalte, abortos, pérdida de peso, vómitos, deficiencias de nutrientes como calcio, ácido fólico —vitamina B9—, vitamina D, vitamina K y vitamina B12. En algunos casos también existe falta de vitaminas A, B, C y E o incluso de cobre, zinc y magnesio.

Ejercicio 4

Reduce el consumo de harina blanca y de arroz de grano blanco, seas o no seas intolerante al gluten.

Al cumplir años y modificar los procesos digestivos digerimos peor este tipo de alimentos. Anota en el Cuaderno de trabajo 3 que encontrarás en la página 283 aquello que vayas sintiendo en los próximos días si decides eliminar el gluten de tu dieta.

Si quieres hacerte un test casero de intolerancia al gluten, te animo a que realices la prueba de la frente del doctor O'Bryan, el cual mantiene que el ochenta y seis por ciento de los pacientes que la poseen tienen una frente en mayor proporción que el resto de su cara. Si la distancia entre la parte superior de los ojos y la línea del cabello es más ancha que la distancia que existe entre la barbilla y la base de la nariz, y la nariz y la parte superior de los ojos, puede que poseas intolerancias de este grupo. ¿Te animas a medirte?

¿Y qué pasa si tengo intolerancia al gluten? En la actualidad, el único tratamiento para la intolerancia al gluten es una dieta sin él y un cambio en el estilo de vida evitando el tabaco, el alcohol y suplementándose con vitamina D y calcio.

Los lácteos

¿Sabes que somos los únicos mamíferos que continuamos tomando leche después de la edad del crecimiento? El resto alimentan con leche a sus crías solo en la época de lactancia para que crezcan sanas y fuertes, porque la leche posee en sus ingredientes la hormona del crecimiento. Es esta hormona la que hace que la leche engorde —sí, es cierto—, para eso sirve, aunque a la industria láctea no le haya interesado que esto se sepa y la han vinculado al incremento de calcio en los huesos. Es más, el consumo de leche en edad adulta produce justamente el efecto contrario.

La leche contiene lactosa, que solo puede descomponerse con una enzima que se llama lactasa en el intestino. Si esta enzima no funciona de manera correcta o no se encuentra en cantidad suficiente —recuerda que con la edad disminuía la cantidad de enzimas—, la lactosa llegará en forma de azúcar al intestino y creará inflamación. La leche actual, además, tiene mucha más azúcar que la que consumían nuestros padres, debido a la añadida en el proceso de pasteurización y en la comida con la que alimentan a las vacas.

El consumo de leche reduce el pH de la sangre y la acidifica. El calcio es el único mineral capaz de neutralizar su acidez y ¿¡adivina de dónde lo obtiene!? ¡¡De los huesos y de los dientes!! Los huesos y los dientes serán, por tanto, la despensa de calcio del cuerpo si continúas tomando leche. ¿A que ahora te explicas por qué algunas personas tienen destrozada su dentadura a medida que se van haciendo más mayores? Además, para poder absorber el calcio, debes tener cantidades óptimas de vitamina D y magnesio, y no siempre estas dos variables se encuentran así dentro del organismo.

¿La leche, el yogur y el queso son adictivos? Contienen caseína, que es una prima de la morfina y la heroína, y, como ellas, provocan picos de insulina a los que continúa un bajón y cansancio. Observa qué le pasa a tu organismo cuando dejas de consumirlos. Verás que tienes síntomas de abstinencia y grandes antojos.

¿Cuáles son los síntomas de la intolerancia a la lactosa?

Las personas que tienen intolerancia a la lactosa no pueden digerir el azúcar —lactosa— que contiene la leche. A raíz de esto, tienen diarrea, gases e hinchazón después de ingerir productos lácteos.

Ejercicio 5

Reduce el consumo de leche y sustitúyelo por leche de avena, de soja o de almendra durante veintiún días.

Notarás mejores digestiones, eliminarás los granitos que te salen en la cara aunque tengas cuarenta años y la barriguita y la hinchazón abdominal. Sustituye también los quesos jóvenes o de fermentación bastante cruda por queso feta, curado o parmesano, y apunta en tu Cuaderno de trabajo 3 cómo te encuentras.

La carne roja y el alcohol

A partir de los cuarenta años las hormonas tienden a modificar su funcionamiento y su cantidad dentro del cuerpo. En el caso de las mujeres esto sucede sobre todo con los estrógenos y la progesterona, así como con la proporción que existe entre ambas. Este hecho hace que determinados alimentos como el alcohol o la carne roja afecten al organismo de una manera especial en este

Tania Martínez

periodo. Ambos pueden alterar aún más los niveles de estrógenos del cuerpo. Es por ello que se recomienda disminuir su consumo o prácticamente eliminarlo a medida que cumplimos años.

La carne roja es una proteína que puedes sustituir por pescado, marisco o huevos, que no tienen un impacto tan directo en los estrógenos. Prueba también a combinarlo con distintos tipos de vegetales, sean estos cocidos o crudos, para mejorar así su digestión.

Ejercicio 6

Si quieres probar el efecto de la carne roja en tu cuerpo, deja su consumo por un periodo de cinco a siete días y observa si te encuentras más deshinchada.

Si te pasa como a algunas personas a las que la reducción de carne roja les genera disminución también de energía, prueba a consumir un suplemento de magnesio, B12 o fibra. Apunta cómo te sientes en el Cuaderno de trabajo 3.

Es hora de cambiar tu alimentación

Como decía el filósofo Hipócrates, que la comida sea tu alimento y el alimento, tu medicina. El estilo de vida influye muy significativamente en el cuerpo, y la alimentación es una de las variables que más afecta al organismo, así como también es la que mejores resultados a corto plazo te aporta una vez que comienzas a incidir en ella.

Ya habíamos dicho que somos lo que comemos. Antes de pasar a hablar de lo que sería la alimentación ideal —¡que no la dieta entendida como restricción!—, debemos repasar y conocer nociones básicas sobre los tipos de nutrientes que existen y saber cómo afecta cada uno de ellos a los procesos que se producen dentro del organismo.

Existen tres grandes tipos de nutrientes que podemos clasificar como carbohidratos, proteínas y grasas.

Los carbohidratos

Los carbohidratos sirven para llevar energía al cerebro y pueden ser de dos tipos:

Los carbohidratos simples

Aquellos que se transforman en azúcar de una manera muy rápida. Generan picos de energía elevados que a su vez terminan en picos de energía muy bajos. Estos carbohidratos consumidos en cantidades elevadas te hacen engordar y perjudican a tu sistema inmune. Su efecto es adictivo. Quieres consumir más y más.

¿Sabes que el azúcar es un carbohidrato simple de esta categoría? ¡No digo más! ¿Ahora entiendes esos antojos repentinos en los que se te nubla la vista y solo quieres chocolate o refrescos azucarados? El cuerpo está enganchado y quiere su ración de droga diaria, su ración de car-

Tania Martínez

bohidrato. La única forma de parar este círculo vicioso es no ingerir alimentos de este grupo o minimizar al máximo su consumo.

Los carbohidratos complejos

Estos, por el contrario, son aquellos que tardan más en digerirse y, por tanto, sostienen la energía durante más tiempo. Los carbohidratos complejos son los cereales enteros, los vegetales y las legumbres.

Estos carbohidratos generan proteínas y fibras y, sí, son esenciales para la correcta actividad del cerebro. Cuidado con las dietas que recomiendan disminuir los carbohidratos. Algunos sí, pero no todos. Si no, el efecto lo pagará el cerebro cuando sea demasiado tarde.

¿Quieres saber cuántos carbohidratos consumir? La cantidad óptima de carbohidratos a ingerir sería igual al cincuenta por ciento de las calorías que vayas a consumir ese día.

Las proteínas

Las proteínas ayudan a reparar el organismo al ser las responsables de mantener los músculos, los huesos y la sangre en correctas condiciones, a partir de unas estructuras que forman, llamadas aminoácidos.

Gracias a las proteínas podrás mejorar el sistema inmune, reparar los huesos, los músculos, los tendones, estabilizarás la presión de la sangre, quemarás calorías y saciarás al cuerpo. Vamos, que ingerir proteínas es básico para el organismo.

Hay doscientos cincuenta aminoácidos, pero nueve que son considerados importantes no pueden ser generados por el organismo y tienen que ser ingeridos obligatoriamente a través de la comida. Si el organismo no los obtiene a través de ella, consumirá, ¿sabes qué?, ¡músculo! Fíjate lo que influye una mala alimentación.

Entre el calcio que obtiene el cuerpo a través de los huesos y los dientes, y entre el músculo del que tira si no tienes proteínas, ¡normal que el cuerpo se debilite y enferme!

Las proteínas que contienen estos aminoácidos son la carne, el pescado, las aves, los huevos, los yogures y los lácteos, la quinoa, el edamame, las semillas de calabaza, la levadura nutricional y el trigo sarraceno. Existen a su vez otras proteínas que si se consumen en combinación con otras generan los mismos aminoácidos que la carne o el pescado, y estas son las legumbres, las semillas, los cereales enteros y las verduras.

Brújula 3
Verifica que consumes diariamente la proteína que tu cuerpo necesita.

Esta es de un gramo por cada kilo en los niños y de medio kilo en los adultos. Más o menos la cantidad que entra en la palma de una mano.

Las grasas

Las grasas, aunque han sido las grandes perdedoras de las dietas

Tania Martínez

y de la alimentación en los últimos años, son necesarias para el buen funcionamiento del cuerpo. Como en el caso de las proteínas, necesitas un par de ácidos grasos esenciales que no se generan en el organismo y que debes ingerir a través de la comida, que son los llamados omega 3 y omega 6.

Ácidos grasos omega 3 y omega 6

Estas dos grasas son las que no se generan en el organismo y debes incorporarlas mediante la alimentación o mediante suplementos. El ratio que debe existir en el cuerpo es 2:1.

El ácido graso omega 6 se genera, principalmente, a través de plantas, semillas, aceites y brócoli, y es un ácido del que se abusa en cualquier alimento procesado que ingerimos. Es por lo que se consume en exceso en la dieta occidental.

El ácido graso omega 3 compensa los efectos del omega 6 y se encuentra sobre todo en pescados azules como el salmón, la caballa o el atún. También en el marisco, la yema del huevo y vegetales como las fresas, las espinacas, las semillas de calabaza o la linaza.

Los beneficios atribuidos al ácido omega 3 son construir células sanas en el cerebro, ayudar en la disminución de los problemas cardiovasculares o cancerígenos, elevar el humor, incrementar el foco y la visión.

Como siempre, no todas las grasas son iguales ni afectan igual al organismo:

* Las grasas saturadas son sólidas a temperatura ambiente. Son la leche, la mantequilla, el chocolate

negro y el coco. Dan energía y protegen de infecciones al poseer elementos antiinflamatorios, pero deben consumirse con moderación. Si se ingieren en exceso son malas para el organismo.

- Las grasas monosaturadas son las que encontramos en los aguacates, el aceite de oliva, el pollo, las almendras o los pistachos. Ayudan con la insulina y en los procesos antiinflamatorios.

- Las grasas no saturadas serían los aceites líquidos a temperatura ambiente. Sirven para el desarrollo del cerebro, son sanos para la piel, válidos para la regulación hormonal, vitaminas, y para el acolchado de los órganos. Tienen vitaminas A, D, E y K.

- Por último, existen las grasas hidrogenadas o trans, que son el verdadero problema en la alimentación. Son las grasas que están fabricadas por el hombre. Ejemplos de ellas son todos los productos procesados: los dónuts, la comida rápida, los *crackers*, los cereales, etc. Estas grasas son dañinas para el cuerpo. Suben el peso, suben el azúcar en sangre, aumentan los niveles de colesterol... Sus nutrientes son muy bajos, perjudicando la visión, inflamando el organismo y disminuyendo el colesterol bueno.

Brújula 4

Elimina por completo las grasas hidrogenadas de tu alimentación.

Tania Martínez

No te aportan nutrientes. Te harán sentirte cansada y solamente harán enfermar a tu cuerpo disparando el azúcar en sangre y la inflamación.

¿Cuál es la alimentación ideal?

No existe una alimentación ideal, ni esta puede ser única, ya que depende de las condiciones físicas de cada persona y del entorno que la rodea, pero podemos decir que una alimentación saludable es aquella que incorpora verduras, frutas, granos enteros, grasas buenas y proteínas.

A partir de aquí, muchos estudios hablan de la dieta mediterránea como la ideal y argumentan esta decisión con que existen pueblos del Mediterráneo en los que sus habitantes han conseguido vivir cien años sin prácticamente enfermar. Complementando esta dieta ideal, el llamado plato de Harvard incluye cuáles son las proporciones más saludables para el organismo.

Todo vale y todo es correcto. Comprueba qué es lo que te vale para ti y sigue las pautas que te cuento a continuación.

La dieta mediterránea

Según la Clínica Mayo, la dieta mediterránea es un tipo de alimentación basada en la cocina tradicional de la zona del mar Mediterráneo. Esta dieta, como sabes, es rica en vegetales, frutas, granos enteros, alubias, frutos secos, semillas, y aceite de oliva.

Dentro de la dieta mediterránea se consume a diario vegetales, frutas, granos enteros y grasas saludables. Semanalmente pescado, aves, alubias y huevos, y se limita el consumo de carne roja.

Esta dieta se complementa con comidas en familia y con amigos —con interacción social, pendientes de la conversación y de saborear los alimentos— y con caminatas diarias.

El modelo del plato de Harvard

El plato de Harvard se basa en la dieta mediterránea, pero agrega proporciones de nutrientes a tu plato ideal. La mitad lo ocuparían verduras y frutas de diversos colores, excepto patatas. Una cuarta parte del plato lo ocupan los cereales integrales, de grano entero. Otra cuarta parte lo ocupan las proteínas de origen animal o vegetal, incluyendo legumbres y una cucharada de aceites saludables como aporte de grasa.

Ejercicio 7

Aplica las claves básicas para comenzar a disfrutar de tu nueva fuente de energía y construye tu menú ideal para las próximas semanas a partir de estas pautas.

1. Incluye proteínas en todas las comidas —medio kilo por kilo de peso—, y recuerda que no todas las proteínas son iguales. Consume pescado, y en especial aquellos que se crían en aguas frías, como el salmón, las anchoas, el

Tania Martínez

bacalao, el cangrejo, la langosta, los mejillones, las ostras, las sardinas o el calamar. Reduce también el consumo de carne roja y decántate por pollo orgánico, pato, pavo, ternera, lechal, cerdo o conejo. Si quieres obtener la cantidad de proteína necesaria para el organismo a través de vegetales, no siempre te será posible —o hará falta incluir un suplemento alimenticio—, ya que los vegetales tienen menor cantidad de proteínas. Te muestro un ejemplo:

> **Espinacas.** Tres gramos de proteína por media taza cocinada de espinacas.
>
> **Aguacate.** Dos gramos de proteína por medio aguacate.
>
> **Brócoli.** Dos gramos de proteína por media taza de brócoli cocinado.

2. Consume cuatro tazas al día de verduras.
Aproximadamente, medio kilo, y a poder ser de varios colores. Las mejores verduras siempre son las de hoja verde, ya que aportan minerales como el calcio, el potasio, el magnesio y vitaminas como la K, la C, la E y la B. Prueba con las espinacas, el kale y el brócoli. Si no estás acostumbrada a ingerir en tu dieta vegetales, puedes comenzar por ingerir tres tazas de verduras verdes a la semana para ir mejorando la dieta y acostumbrando tu estómago a estos nutrientes.

3. Incorpora el agua a tu rutina, pero no la tomes en las comidas, e intenta que no sea fría. Sin agua no hay vida.

Treinta mililitros por kilo de peso es lo ideal para que el cuerpo trabaje en perfectas condiciones. Si no lo haces, no podrás eliminar convenientemente las toxinas de tu organismo.

4. Consume vitaminas. Son importantes la C, la B1, la B2, la B6, el ácido fólico o la vitamina B12. Estas son autorreguladas por el organismo, por lo que si excedes su consumo se eliminarán por la orina. Sin embargo, las vitaminas A, D y E nunca las tomes sin haber realizado un análisis antes.

5. Asegúrate de consumir suficientes minerales, ya que se encargan de ayudar a las enzimas, como el calcio —se encuentra en el brócoli o en el salmón, las sardinas, los frutos secos y las legumbres—, el magnesio —presente en vegetales, en frutas como el albaricoque o en frutos secos, legumbres y cereales— o el potasio —presente en las espinacas, las zanahorias, los plátanos y las naranjas—.

Una manera de cambiar la alimentación y comenzar a introducir tus nuevos hábitos es hacerlo con una dieta de eliminación. Consiste en eliminar alimentos, que consideramos que pueden tener un efecto inflamatorio en el organismo, durante cierto periodo de tiempo, para comprobar e identificar si alguno de estos alimentos no es procesado por tu cuerpo convenientemente.

Las dietas de eliminación suelen durar siete o veintiún días, y eliminan sobre todo los alimentos que más intolerancias están produciendo en la actualidad de una manera ordenada.

Tania Martínez

Normalmente cada uno de estos alimentos se elimina cada tres días y se mantiene su eliminación hasta completar el periodo de veintiún días, a partir del cual se puede comenzar a reintroducir los alimentos en periodos también de tres días.

Día 1-3. Eliminación de la carne y el alcohol.

Día 4-6. Eliminación del azúcar.

Día 7-9. Eliminación del gluten.

Día 10-12. Eliminación de los productos lácteos.

Día 13-15. Eliminación de la fructosa, el azúcar de las frutas.

Día 16-18. Eliminación de la cafeína.

Mantén esta dieta hasta cumplir veintiún días y a partir de aquí comienza a reintroducir los alimentos en el mismo orden si quieres comprobar el efecto de alguno de ellos en particular. También puedes utilizarla como en el ayurveda, para «resetear» el organismo y ayudarte con el cambio de hábitos en tu alimentación.

Si sigues teniendo apetito, tu hambre es emocional

La última revisión en este cuadrante tiene que ver con el hambre emocional. Esa que ni siquiera tú misma sabes que tienes. ¿Alguna vez te has hecho las siguientes preguntas?: ¿Por qué como? ¿Como porque tengo hambre? ¿Como por lo que siento? ¿Qué sentimientos me produce la comida? ¿Pienso que puedo cambiar este sentimiento comiendo?

Es fundamental revisar las dos pautas que conforman la brújula del hambre. Debes volver a «resetear» el cuerpo y detectar si tienes hambre, si comes porque necesitas llenar o vaciar el cuerpo de algún sentimiento o de alguna emoción que estás teniendo.

Brújula 5

Cada vez que vayas a comer, recuerda tu brújula 2 y pregúntate si tienes hambre y si has notado el sentimiento de hambre en tu cuerpo.

A las dos preguntas anteriores incorporar si comes para olvidar o para alejarte de una situación que no te gusta.

Las normas de la vida que quieres pasan por romper los hábitos que venías arrastrando, o por lo menos intentarlo. Ya sabes lo fuerte que es el poder de los hábitos. ¿Recuerdas cuando decíamos que si siempre que tienes estrés comes un helado o te tomas una cerveza el cuerpo te lo pedirá siempre? El cerebro quiere rutinas. No quiere pensar, no quiere malgastar energía. Es por ello que tienes que ponérselo fácil. Y la única manera de hacerlo es conectar otra vez contigo misma.

Tania Martínez

Capítulo 9

Restaurando el sueño reseteas tu vida

El siguiente cuadrante de tu mapa tiene que ver con el sueño. Ya habíamos visto que el sueño no es algo tan irrelevante en tu vida, que es una actividad tan importante como alimentarte o moverte.

El sueño será a partir de ahora tu termómetro corporal, pues es una de las principales alarmas que surgen cuando algo comienza a fallar en el organismo. Por eso es vital aprender a interpretar sus señales.

Si en la revisión que hiciste de tu sueño en el capítulo 6 has sacado algo en claro —que no duermes lo suficiente, que tienes alguno de los trastornos que mencionábamos…— y quieres corregirlo y mejorar tu descanso, debes aprender a estabilizar tus patrones de sueño.

Hay principalmente tres disruptores que afectan al descanso:

- El primero está condicionado por la genética, al determinar qué tipo de persona eres con respecto al sueño. En tus genes viene definido el número de horas que necesitas dormir y si tu cuerpo responde mejor a ciertos impulsos matutinos o vespertinos. Como todo en genética, esta característica se puede rectificar o modificar con el paso de los años.

- El segundo disruptor tiene que ver con desajustes en tu reloj biológico, que como ahora veremos es un ciclo que controla los patrones de vida.

- El último disruptor son todas aquellas cosas que haces en el día que no favorecen tu sueño nocturno.

Comencemos a analizar en detalle estos tres factores que alteran el sueño.

Disruptor 1. ¿La genética te ha hecho así?

¿Alondra o búho?

Sí, aunque no te lo creas, también el tipo de persona que eres con respecto al sueño está marcado en tus genes, asociado concretamente al PER3. Si disfrutas más de las noches que de las mañanas, tendrás este gen más corto; y si eres una persona a la que le gusta disfrutar de los amaneceres, tendrás más largo el gen.

Tania Martínez

Este gen es el encargado de decirle al organismo en qué momento tiene que liberar la hormona melatonina, que como recordarás se produce en el periodo que va entre las doce de la noche y las tres de la madrugada. Las personas en las que la producción de melatonina se produce a medianoche serán aquellas que disfruten más de irse a la cama pronto y de levantarse también a una hora más temprana. Son las denominadas alondras. En cambio, en aquellas en las que la producción de melatonina se retrasa a las tres de la mañana, disfrutarán más de la noche y se levantarán más tarde. Son las denominadas búhos.

No tiene mucho sentido hacerse un test genético para determinar si de serie eres alondra o búho porque, además, esto puede variar en función de la edad y de tus hábitos de vida, sin embargo, sí es conveniente saber de cuál de los dos patrones partes. ¿Te identificas más con la alondra o con el búho? Ahora podrás descubrirlo.

Ejercicio 8

¿Cuál ha venido siendo tu patrón de sueño a lo largo de tu vida?

Aquí tienes unas pequeñas pautas para reconocer con cuál de los dos tipos de personas te identificas más.

Si eres alondra, te identificarás con este patrón:

- Te despertarás con hambre.
- Te despertarás alrededor de las siete de la mañana y en ocasiones sin necesitar despertador.

- Te gustará acostarte antes de la medianoche.
- Te encantará desayunar.

Si por el contrario eres búho:

- Te gustará acostarte tarde, entre las doce y las tres de la mañana.
- Te encantarán las cenas.
- Dormirás profundamente durante el día y necesitarás siempre un despertador para poder despertarte.
- Serás más productiva por la noche.

Aunque genéticamente seas más propensa a ser alondra o búho, a medida que avanzas en edad duermes menos y adaptas —o te obligan a adaptar— parte de tu vida a las rutinas de trabajo, niños, etc., y con ello alteras tus ciclos de sueño y, por tanto, tu hora de producción de melatonina de serie.

Rosa ha sido siempre una mujer muy activa. Aun así, desde pequeña le gustaba levantarse tarde y disfrutar de ese momento de continuar entre las sábanas. Aunque solo pudiera hacerlo los sábados y los domingos, ese momento lo disfrutaba tanto que cargaba sus pilas para toda la semana.

Al igual que le gustaba remolonear entre las sábanas los fines de semana, también le gustaba disfrutar de los instantes de soledad en su cuarto a partir de las doce de la noche, cuando el resto

Tania Martínez

de la casa ya se había acostado y ella podía escribir, leer, soñar... No le importaba que le dieran la una o las dos de la mañana. ¡La noche había sido hecha para ella!

Rosa continuó con su rutina hasta que tuvo a su primer hijo. Pablo era un niño muy inquieto al que le encantaba dormir por el día, pero no llevaba tan bien el dormir toda la noche. ¿Qué pasaba? Pues que Rosa seguía con su rutina de acostarse tarde y disfrutar ese último ratito para ella sola. Apuraba su trocito de libro hasta la una o la una y media de la madrugada porque era el momento que sentía suyo. ¿Y qué ocurría entonces? Que Pablo comenzaba a despertarse pidiendo comida a eso de las dos, cuando Rosa comenzaba su primer sueño.

A partir de aquí la noche era una montaña rusa, de acostarse, de levantarse, biberones, chupetes, lloros, paseos, etc. Así se le estaba haciendo muy complicado poder descansar o recobrar fuerzas después de un día agotador. Y como no quería renunciar a su momento estrella del día, el cansancio lo llevaba en el cuerpo y en las pocas horas de sueño que iba acumulando.

Claramente, Rosa es por su genética un cronotipo búho, ya que le encanta la noche, levantarse tarde, dormir durante el día, pero desde que ha llegado a su vida Pablo sus horarios se están rectificando. Por su salud, y porque el cuerpo no le termine por pasar factura, debería adaptar sus hábitos a su nueva situación. Si no, a la larga acabará exhausta y podría incluso llegar a enfermar.

El número de horas recomendado está entre siete y ocho, a pesar de lo que se creía en los últimos tiempos —que era que podíamos dormir cinco horas al día y mantener el cuerpo a pleno rendimiento—. Sin embargo, el número de horas que necesita el organismo para repararse también depende de la edad y de cómo lo hayas tratado.

Ejercicio 9

¿Duermes las horas que tu cuerpo necesita?

Te propongo que te hagas el test casero de la cuchara desarrollado por la Universidad de Chicago. Este test es muy sencillo y consiste en lo siguiente. Sáltate un día el café matutino y los que suelas tomar durante la mañana. A eso de las tres de la tarde sube a tu habitación y baja las persianas. Túmbate en la cama con la cuchara en la mano —también vale un libro, se trata de que al caer haga ruido— y la mano sobresaliendo de la cama. Mira el reloj y disponte a dormir. En cuanto te quedes dormida, la cuchara se caerá al suelo y te despertará. En este momento mira el reloj. Si te has dormido a los cinco minutos de haberte acostado, significa que te faltan horas de sueño. Si te quedas dormida en la franja de los diez a quince minutos, te siguen faltando horas de sueño. Si consigues mantenerte despierta durante quince minutos, tus horas de sueño están perfectamente ajustadas con las que tu cuerpo necesita.

Tania Martínez

¿Cantidad o calidad?

Existen personas que duermen más horas que otras, pero que, sin embargo, se levantan más cansadas. Por el contrario, hay personas que sin dormir tantas horas están siempre frescas como una lechuga. Esto tiene que ver con la calidad del sueño. En el ejercicio anterior has descubierto si las horas que estabas durmiendo se ajustaban a tu patrón biológico, veamos ahora si tu sueño es de calidad y, si no es así, qué le puede estar afectando.

Fases del sueño

Cuando te acuestas dispuesta a dormir, se dan una serie de procesos —como reducir la temperatura corporal, relajar los músculos...— que le indican al organismo que es hora de disminuir el ritmo y descansar. Un ciclo completo de sueño en el que se incluyen las fases que veremos a continuación dura en torno a noventa minutos. Dependiendo de la calidad de tu sueño, estos ciclos pueden repetirse varias veces durante la noche.

Una de las variables que debes tener en cuenta en la calidad del sueño es que esta empeora a medida que te haces mayor: esto se traduce en que las personas menores de treinta años tendrán aproximadamente en torno a dos horas de sueño reparador, mientras que las mayores de sesenta y cinco tendrían tan solo media hora de este tipo de sueño. ¿Ves la diferencia, no?

Ya que el deterioro en la calidad del sueño es un hecho inevitable, intenta hacer todo lo que esté en tus manos para asegurarte de que al menos en esa media hora el cuerpo va a descansar al máximo.

¿Qué significa entonces tener menos sueño reparador o profundo? Como ahora veremos, en las fases de sueño profundo el cuerpo comienza a repararse y a desintoxicarse; si tienes menos periodos de sueño profundo, tendrás menos capacidad de detoxificación del organismo. ¿Sabes que parte del material que necesitas desintoxicar son las placas beta amiloide y las proteínas tau que se crean en el cerebro y que son claves en el desarrollo de enfermedades como el alzhéimer?

Si no desintoxicas correctamente todo el material desechable durmiendo las horas que te corresponden, imagínate el efecto en el cuerpo si encima no las duermes.

Los ciclos de sueño se dividen en dos bloques principales. Un primer bloque que consta de cuatro fases —dos fases ligeras y dos fases de sueño reparador o profundo—. Dentro de este primer bloque notaremos que la respiración y el latido del corazón se reducirán y disminuirá la presión arterial. El cuerpo se encargará en la fase profunda de reparar el organismo y de reconstruir los huesos y los músculos y fortalecer el sistema inmunológico.

El cuerpo pasará por una primera fase de sueño ligero en la que todavía tenemos tono muscular y respiramos normalmente, que dura en torno a diez minutos. Después el corazón comenzará a disminuir su latido y disminuirá nuestra temperatura. En este estado estaremos alrededor de sesenta minutos. Estamos ya listos para adentrarnos en la fase de descanso real, donde se generan las ondas delta.

Tania Martínez

Comenzamos a no ser conscientes y entramos en el sueño más profundo.

El segundo bloque, de duración de alrededor de diez minutos, suele ocurrir noventa minutos después de conciliar el sueño y es una mezcla entre estados de excitación del cerebro e inmovilidad muscular. Es la etapa en la que soñamos. Tiene mucho que ver con la organización de nuestras memorias y con la resolución de temas emocionales que vemos en segundo plano, como si no fuéramos nosotros los protagonistas.

¿Y si el sueño trajera la solución a tus problemas? Esta etapa del sueño también es uno de los mejores momentos para hallar solución a algún problema que se te haya quedado atascado. Es la oportunidad de verlo en tercera persona y de encontrar otros puntos de vista que hasta ahora no habías imaginado. Si tienes un problema y duermes con él, este será el mejor instante para solventarlo. Además, considera que al tener inmovilidad muscular, por mucho que tengas sueños intensos y profundos o descargues tu ira nunca te harías daño. Jamás te vayas a la cama con algo rondando en tu cabeza a no ser que quieras estar abierta a una solución —eso sí, considera que es una fase en la que tu mente consciente no manda, y entra en juego tu fase creativa. Puede que la solución no pase por vías convencionales o que no te guste su planteamiento. Es el momento eureka de la noche. ¡Déjate llevar por ello!—.

Prueba a ir a la cama con algún tema que no tengas del todo cerrado y quieras darle una solución más abierta incorporando otros puntos de vista. Piensa en detalle en el problema antes de dormirte. ¡Te sorprenderán los resultados!

Disruptor 2. ¿Has roto tu reloj biológico?

Hablemos ahora de tu reloj biológico: el llamado ciclo circadiano.

Es un proceso que regula los cambios internos, tanto mentales como físicos, cada veinticuatro horas, y de él dependemos para realizar todas las actividades que le exigimos al organismo.

La ruptura de los ciclos circadianos es la segunda gran razón que te impide conciliar el sueño cada noche. La constante exposición del organismo a estas rupturas hace que se eleve la concentración de plasma y glucosa después de las comidas, lo que te lleva a generar problemas en la regulación de la insulina que pueden terminar en diabetes.

¿Cómo te condiciona el ciclo circadiano en tu vida diaria?

Uno de los procesos más importantes incluidos dentro del ciclo es el proceso sueño-despertar que está controlado por una parte del cerebro llamada hipotálamo y está influenciado en especial por la luz. El organismo funcionará mejor cuanto mejor se adapte a los periodos de luz natural de día y de noche, que son por los que se rige el cerebro.

Tania Martínez

¿Y cómo entran estos impulsos al cerebro? Pues a través de los ojos. Debes tener presente que los ojos son la parte visible del cerebro —sí, es la que sobresale y por la cual se reciben un montón de datos. ¿A que nunca te lo habías planteado?—. Cuando es noche cerrada, la oscuridad le manda al cerebro un mensaje a través de los ojos diciendo que es hora de sentirse cansado. La respuesta del cerebro es activar la hormona de la melatonina, y esta se encarga de activar el resto de procesos necesarios para conciliar el sueño. De manera inversa, la luz del día entra en el cerebro a través de los ojos y gestiona la producción de serotonina, la cual le dice al cuerpo que deje de producir melatonina.

Por ello, es fundamental que regules de manera correcta tu ciclo circadiano, porque te permitirá aprovechar al máximo tus horas de sueño. Con la edad, independientemente del cronotipo genético que seas —alondra o búho—, es más favorable ir adaptando tus horas de sueño a las horas de luz, ya que eso facilitará que el sueño sea más reparador y que te cueste menos conciliarlo.

¿Y cómo se rompe el ciclo?

- Por realizar cenas muy abundantes y con exceso de grasa. Si ingieres mucha comida por la noche, esta tardará más en ser digerida. Al continuar el cuerpo activo no podrá relajarse y descansar.

- Por los horarios en los que comes: lo ideal es comer pronto por la mañana y cenar también pronto por la noche. Están más que demostrados los beneficios de esperar tres horas antes de irte a dormir para favorecer la digestión y el sueño.

- Por la utilización excesiva de dispositivos de luz azul. Esta es parte de la luz visible y es emitida por fuentes naturales —como el sol— o por dispositivos electrónicos —como ordenadores, tabletas, teléfonos…—. Las fuentes artificiales de luz son más nocivas porque tienen más porcentaje de luz azul que las fuentes naturales. Si el consumo de estos dispositivos lo haces a horas en las que deberías estar relajando el cuerpo y preparándolo para una noche de descanso, los impulsos de luz entrarán por los ojos y le darán señales erróneas al cerebro. Intenta no conectarte a ningún dispositivo electrónico pasadas las diez de la noche para tratar de disminuir en la medida posible sus señales erróneas al cerebro.

- Por falta de vitamina D, muy importante para la salud. Ayuda al cuerpo a absorber el calcio, ayuda en la movilización de los músculos y es parte fundamental en el sistema nervioso. Puede obtenerse exponiéndonos diariamente a la luz del sol, a través de alimentos como la trucha, el salmón, el atún y la caballa o a través de suplementación. La dosis necesaria para un adulto sería de 600 UI —unidades internacionales— al día, pero conviene contactar antes con un especialista, ya que su exceso en el organismo no se elimina fácilmente por la orina.

De un tiempo a esta parte estamos con defecto de vitamina D porque hemos dejado de exponernos tanto al sol y, cuando lo hacemos, lo hacemos con cremas que bloquean el paso de la luz solar en el organismo debido al miedo al cáncer de piel o al miedo a generar arrugas.

Si quieres que el cuerpo tenga un subidón y pueda obtener de una forma fácil y sencilla vitamina D, prueba a que todas las mañanas —mejor al amanecer o prontito— te dé al menos treinta minutos de luz solar. No importa que el día esté nublado. El efecto es el mismo. Tu cuerpo comenzará a notar la diferencia.

Ejercicio 10

Restablece tu ciclo circadiano.

Si sientes que tu ciclo circadiano no está adaptado a las horas de luz y quieres volver a ponerlo a punto en un plazo de tres semanas, sigue estas pautas de un estudio de la Universidad de Monash en Australia. ¡Son mano de santo!

- Levántate dos horas antes de lo acostumbrado.
- Nada más levantarte exponte a la luz solar —puedes salir a la terraza, al balcón, al jardín o a dar una vuelta por tu barrio—.
- Intenta desayunar lo antes posible.
- Cambia tu rutina de ejercicio a la mañana.
- Fija una hora de la comida constante.
- No tomes café a partir de las dos de la tarde.
- Acuéstate antes de la medianoche. Sí, también los fines de semana.

Si sigues estas recomendaciones durante tres semanas habrás restaurado tu ciclo y lo habrás adaptado al proceso natural de día-noche. Con ello te sentirás más conectada contigo misma, más centrada, más contenta, y dormirás mejor. Otro de los beneficios de adaptar y restaurar el ciclo es que después de nueve días puedes llegar también a normalizar los niveles de insulina del organismo.

Disruptor 3. ¿Qué puede romper el sueño?

El tercer bloque de disruptores del sueño son todas aquellas cosas que haces durante el día que no favorecen tu descanso. Estas debes intentar minimizarlas. Veamos principalmente cuáles son.

El estrés

El estrés es un factor que condiciona el estado del organismo mucho más de lo que nos podemos imaginar y es por ello una de las principales variables que afectan al sueño. Cuando no consigues conciliar el sueño suele coincidir con etapas de un alto nivel de estrés en tu vida. Esto se debe a que el estrés hace que la hormona del cortisol se dispare y se descontrole. ¿Recuerdas que el cortisol es la hormona que regula la melatonina y la serotonina? Si el cortisol regula las hormonas que te hacen despertarte —serotonina— y descansar —melatonina— y se encuentra desbocado, no podrá realizar convenientemente su función de coordinador.

No respirar correctamente

Las mujeres somos propensas a tener problemas de respiración a partir de la menopausia, y este hecho se incrementa a medida que nos hacemos mayores.

Si los problemas de respiración son constantes, hará que te despiertes varias veces durante la noche —si no respiras, te despiertas. Es instinto básico de supervivencia—. También puede influir tener alguno de los distintos trastornos antes mencionados como, por ejemplo, la apnea del sueño, en el que la respiración se para unos segundos mientras duermes.

Tomar café en exceso

¿Sabes por qué el café te mantiene despierta? Porque rompe y contrarresta el efecto de un neurotransmisor en el cerebro —llamado adenosina—, y a su vez se incrementa la sensación de dopamina —la famosa hormona de la felicidad— en el cuerpo.

Para disfrutar de un sueño reparador, las bebidas como el café se deben eliminar de la dieta antes de las dos de la tarde, ya que sus efectos pueden durar en torno a siete-doce horas desde que las tomas. Estamos continuamente presionando al cuerpo para que se mantenga en estados que no elegiría de una manera natural, y al final el cuerpo estará cansado durante el día al forzarlo al límite, y seguirá así también durante la noche al no dejarle reponerse y descansar.

Ejercicio 11

Te propongo registrar tu consumo de café en los próximos diez días.

Anota cuántos cafés te tomas al día y una vez que seas consciente de la cantidad, comienza a reducir su consumo a uno o dos diarios, y nunca lo tomes más allá de las dos de la tarde. ¡Apreciarás el cambio! Al principio notarás que te falta algo —el cuerpo está acostumbrado y actúa como en el caso del azúcar: demandando más—, pero después serás libre de la cafeína y comenzarás a dormir mejor. Este ajuste, junto con el de restaurar el ciclo circadiano, es de los más potentes para recuperar el sueño perdido.

Tomar bebidas alcohólicas

El alcohol no tiene un efecto sedativo como antiguamente se creía. Más bien realiza el efecto contrario. ¿Has tenido alguna de esas noches en las que te levantabas una y otra vez a beber agua sin parar? Esto es debido a que el alcohol deshidrata el organismo y hace con ello más difícil digerirlo mientras duermes.

La temperatura

Debes dormir siempre en habitaciones que estén ligeramente frías con temperaturas en torno a 18 ºC. Ayuda a conciliar el sueño y favorece la relajación, lo que contribuye a disminuir la temperatura corporal.

Tania Martínez

¿Recuerdas o tienes presente el placer que supone entrar en una cama con las sábanas limpias y ligeramente frías? Prueba a acompañar este escenario con una temperatura acorde en la habitación y notarás cómo concilias el sueño de forma más rápida.

No realizar suficiente ejercicio

Realizar ejercicio te ayuda a conciliar el sueño y a reducir la cantidad de veces que te despiertas durante la noche.

¿Y qué hay de las píldoras para dormir?

Las pastillas que se prescriben para dormir son uno de los fármacos líderes en ventas tanto en España como en el resto del mundo. Este no es un foro médico ni pretende serlo, sin embargo, ciertos estudios desaconsejan el uso prolongado de estas píldoras por varias razones. La primera, porque el sueño que provocan no es profundo y completo —el organismo no estaría entrando noche tras noche en las etapas de descanso en las que se repara—. La segunda, porque algunas investigaciones vinculan su uso prolongado a una dependencia que puede deteriorar partes del cerebro o incrementar el riesgo de contraer enfermedades como el alzhéimer o el cáncer.

Remedios para favorecer el sueño

Ahora que ya conoces lo que puede alterar tu plácido sueño, pasemos a ver qué está en tus manos para poder conciliarlo y favorecerlo.

Sé consciente de lo que haces durante el día

En primer lugar, tienes que darte cuenta de aquello que realizas durante el día. Ya hemos visto en el punto anterior con detalle lo que debes evitar o corregir durante el día para poder descansar por la noche. Así que, ¡aplícalo!

Todas hemos experimentado que un día de mucho estrés tardamos más en conciliar el sueño, bien porque estemos demasiado cansadas, bien porque el cortisol se ha disparado.

Establece rutinas antes de dormir

Para acostumbrar al cuerpo al descanso puedes realizar pequeños rituales que te ayudarán a ir reduciendo tu actividad y podrán favorecer tu sueño:

- Apaga tu móvil, ordenador o iPad dos horas antes de ir a dormir. Evitarás con ello la distorsión de la luz azul.
- Prepara la habitación en la que vas a conciliar el sueño. Intenta que no tenga colores estridentes, que no tenga excesivo calor y que esté a oscuras.
- No tomes bebidas excitantes —alcohol, con exceso de azúcar o cafeína— antes de dormir. Recuerda que el efecto de una taza de café puede durar en el organismo hasta ocho horas.
- Intenta dormir de lado mejor que boca arriba, y mejor hacia el lado derecho que hacia el izquierdo.

Tania Martínez

Programas de relajación, mindfulness y meditación

Si aun modificando tu rutina te cuesta conciliar el sueño, sería recomendable valorar la participación en un programa de relajación, *mindfulness* o meditación. Lo veremos en el capítulo 13, pero estos protocolos ayudan a disminuir el estrés y a calmar el organismo.

En la Universidad de Harvard, el programa del sueño del doctor Gregg Jacobs ha registrado una eficacia en sus pacientes del setenta y cinco por ciento. La meditación va por el mismo camino y existen ya grupos de estudio que están validando científicamente sus resultados.

Páginas matutinas

La escritura es un mecanismo que libera y que hace poner negro sobre blanco todo aquello que necesitamos contar porque nos reconcome por dentro. Si sigues teniendo problemas con el sueño, puede ser de gran ayuda escribir tanto lo que te preocupa como a la vez todo lo que consideras que has hecho bien durante el día. Esto te dará una idea de que no has dejado de hacer tantas cosas y has hecho bien muchas más de las que crees. La mente siempre se queda con los pensamientos negativos y con las críticas. Y eso nos genera estrés y ansiedad, y nos hace no conciliar el sueño.

Nada más levantarte toma lápiz y papel. Escribe aquello que surja en tu cabeza. Probablemente no te salga nada al principio y tu mente consciente no quiera dar su brazo a torcer. Si no consigues desbloquear la situación, simplemente escribe: «No sé qué escribir, no sé qué escribir…». Verás que de repente, cuando lleves un folio y hayas desconectado tu mente consciente —esta es una de las maneras de hacerlo—, comienza a aparecer algo que estaba rondando en lo más profundo de tu cabeza. Y si no, vuelve a intentarlo al día siguiente. Terminará saliendo.

Utiliza lavanda

La lavanda es reconocida desde la época de los romanos por su beneficio relajante y favorecedor del sueño, disminuye la frecuencia cardiaca, hace decrecer la presión arterial y reduce la temperatura del organismo.

Puedes aplicarte lavanda de dos formas:

- Introduciéndola en un difusor de aromas. Si la pones en un difusor, bastará con echar un par de gotas dentro del mismo. Una hora de difusor en tu habitación hará que obtengas los beneficios de la lavanda en tu descanso.

Tania Martínez

- Si la quieres poner directamente en la piel, esta no podrá ser pura y habrá que rebajarla con un aceite esencial, ya sea de oliva, de almendra, etc. Puedes aplicar la mezcla en las muñecas, detrás de las orejas, en las sienes o en la nuca.

Utiliza suplementos que te ayuden a relajarte y a conciliar el sueño

Entre los suplementos, tenemos:

- El magnesio. Ayuda a mejorar los niveles de melatonina, las horas que descansas y la calidad del sueño. Se recomienda un suplemento de doscientos miligramos al día antes de acostarte.
- El 5-HTP u oxitriptán. Interviene en la producción de melatonina. Se recomienda cien miligramos todas las noches con un máximo de doscientos cincuenta miligramos.

Modifica la forma en la que respiras

La respiración es uno de los principales obstáculos para dormir bien. Sobre todo si sobrerrespiramos durmiendo con la boca abierta y respirando por ella.

- Si quieres comenzar a respirar por la nariz en lugar de por la boca, aplícate un esparadrapo hipoalergénico

—estos que no pegan demasiado y transpiran y que se venden en la farmacia— en la parte central de los labios cuando vayas a dormir. Te permitirá aprender a respirar por la nariz nuevamente. No es un método invasivo, por mucho que lo parezca. Te lo puedes quitar en cualquier momento o incluso abrir la boca en caso de necesidad.

- Otro de los mecanismos sería aprender la llamada respiración 4-7-8 puesta de moda por el doctor Andrew Weil. Esta respiración consiste en la inspiración del aire a través de la nariz contando uno, dos, tres, cuatro. Se mantiene el aire mientras cuentas hasta siete y nuevamente expiras el aire contando uno, dos, tres, cuatro, cinco, seis y siete. Esta respiración calma al organismo y lo prepara para un buen descanso.

Ejercicio 12

Y tú, ¿cuál de estos remedios vas a poner en práctica durante el próximo mes?

Te propongo que rellenes tu diario de sueño en el Cuaderno de trabajo 3, que encontrarás en la página 301, durante un mes y anotes las siguientes preguntas: ¿eres alondra o búho? Horario de acostarse, horario de levantarse. ¿Duermes lo que tu cuerpo necesita? —test de la cuchara—. Chequea si has realizado las siguientes recomendaciones cada día.

Tania Martínez

- ¿Has cenado ligero?
- ¿Has cenado al menos tres horas antes de irte a dormir?
- ¿Has apagado los dispositivos electrónicos dos horas antes de irte a la cama?
- ¿Has realizado algún ejercicio de respiración en el día?
- ¿Has realizado ejercicio en el día de hoy?
- ¿Has dejado de tomar café antes de las dos de la tarde?
- ¿Te has tomado algún suplemento que favorezca el sueño?
- ¿Tienes lista tu habitación?

Capítulo 10

Reduce tu nivel de estrés

Antes de continuar con tu plan de vida revisando los cuadrantes que faltan, hagamos una pausa para tomar fuerzas y hablar de una de las partes del camino que más nos cuesta enderezar y que hace que el resto de nuestra vida se tambalee y no funcione correctamente: el estrés.

El control del estrés es un parámetro tan importante que vamos a considerarlo el timón del viaje, ya que sin él no llegaremos ilesos al destino.

Entender qué es el estrés, para qué sirve y cuáles son los mecanismos que lo generan es básico para poder mantenerlo a raya. Solo disminuyendo el grado de tu nivel de estrés permitirás que todo aquello que has puesto en marcha en los anteriores cuadrantes pueda surtir efecto. ¿Recuerdas en el capítulo 5 como Berta, Matilda y Lidia tenían estrés en su día a día? Veamos ahora cómo podrían reducirlo y poner en marcha acciones para mitigarlo.

*Si quieres disminuir el estrés,
tienes que conseguir que el organismo
alcance nuevamente el equilibrio.*

Podría decirte que lo más sencillo es intentar no «estresarte» con todo lo que «tienes» —o crees que tienes— que hacer y tratar de ver la vida desde otra perspectiva, pero, normalmente, cuando estás metida de lleno en el fango racionalizar tu rutina o tu problema exige tanta energía como pretender solucionarlo.

Por ello, buscaremos vías que no tengan un componente emocional, sino físico, para ayudar a serenar el cuerpo y reducir así el estrés. Estas dos vías serían:

- Reducir los niveles de cortisol en el organismo.
- Serenar el sistema cardiovascular.

Objetivo: reducir el cortisol

La hormona que regula nuestros ciclos vitales es el cortisol. Pero a su vez el cortisol interviene en otros procesos del organismo. Al ser la hormona que pone en alerta al cuerpo para un peligro, es la que activa los sentidos —básico si quieres responder rápidamente ante una emergencia—, controla la presión arterial —permite que el cuerpo bombee más sangre por si necesitas huir a toda velocidad— y tiene que ver mucho con el estado de los huesos y de los músculos.

Tania Martínez

Imagínate que el cortisol es un corredor que está preparado para correr los cien metros lisos. Ha estado entrenando las jornadas previas. Llega al día de la final. Esa mañana ha desayunado poco porque no tiene mucho apetito y, además, debe reservar fuerzas. Se viste con la ropa de la prueba, ajusta sus zapatillas. Calienta sus músculos, se prepara, respira, se coloca en la posición de salida que le han asignado y, cuando suena el disparo de salida, cancelan la carrera. Y así una y otra vez, día tras día, mes tras mes… ¿Cómo crees que se encontrará el corredor? ¿Te haces una idea? ¿A que puedes visualizar claramente que su cuerpo estará agotado y que no estará haciendo otras actividades que necesita para reponerse?

La hormona cortisol se produce en las glándulas suprarrenales y es regulada por el cerebro —a través del hipotálamo—. Si detecta que la sangre posee bajos niveles de cortisol segrega más, y a la inversa. El problema, como siempre, viene cuando los sensores que tenemos de serie en el organismo no funcionan debido al estrés. En estos casos, el cuerpo no puede diferenciar cuándo debe incentivar o disminuir la producción de cortisol y se encuentra completamente perdido.

¿Y si no funciona, qué?

Si el cortisol no funciona adecuadamente en el organismo, pueden presentarse diferentes síntomas, desde rotura de músculos o huesos, a fatiga, depresión, dolores, pérdidas momentáneas de memoria, falta de minerales como sodio o potasio o incluso alteraciones en las pupilas.

Un funcionamiento incorrecto del cortisol durante un tiempo más que prolongado puede terminar en enfermedades mayores y más difíciles de tratar como osteoporosis, artritis reumatoide, fibromialgia, ciática…

Acuérdate de nuestro pobre corredor. Siempre preparado en la línea de salida para intentar dar lo mejor de sí. ¿A que con esta imagen te es más sencillo visualizar que pueda acabar con rotura de músculos, huesos, fatiga, dolores o depresión? Y encima te parece inhumana su situación. Pues ahora visualízate a ti. Haciendo lo mismo, pero sin saberlo, cada vez que te preocupas, cada vez que intentas controlarlo todo, etc. Así estás continuamente preparando a tu cuerpo una y otra vez para situaciones de estrés que nunca se terminan de producir, pero que agotan al organismo y le dejan exhausto y sin ningún tipo de recursos. ¿Quieres que tu cuerpo termine como nuestro pobre corredor?

¿Cuáles son los síntomas de un exceso de cortisol?

Estamos tan acostumbrados a vivir «enganchados» a la adrenalina y al exceso de cortisol que muchas veces ni nos damos cuenta de que estas hormonas están completamente desequilibradas y que no funcionan de manera correcta. Hemos hecho de su desequilibrio nuestro día a día y es muy difícil en esos casos detectar las pocas señales de aviso que el cuerpo intenta mostrarnos.

El cortisol se puede medir mediante test de laboratorio, pero se manifiesta también a través de estos síntomas:

Tania Martínez

- Cambio en el humor. Irritabilidad.
- Sensación de agobio, claustrofobia.
- Problemas para concentrarse.
- Problemas para disminuir el peso.
- Comer en exceso.
- No tener hambre, saltándose las comidas del día.
- Ganas de ingerir dulces, café, alcohol.

Timón 1
¿Crees que puedes tener un problema con el cortisol?

Si es así, hazte un análisis de tus niveles de cortisol y, si se confirman tus sospechas, pon en práctica algunos de los ejercicios que te sugiero a continuación.

¿Cómo reduces el cortisol en el organismo?

Existen varias vías para hacerlo. Estas son las más efectivas:

La vitamina C

¡El gran aliado contra el estrés! La vitamina C es, probablemente, el mayor antioxidante que existe. Ayuda a regular otras vitaminas como la E, ayuda al organismo a que retenga el hierro necesario y es básica para proteger al sistema inmune. Es la medicina estrella de la mayor parte de los procesos y retiros *antiaging* y la tienes al alcance de la mano.

El cuerpo no produce vitamina C, por lo que tiene que obtenerla a través de la dieta o mediante suplementos. No creas que por tomar un vaso diario de zumo estás ingiriendo toda esa cantidad de vitamina C. Lo que más estás ingiriendo es azúcar. Prueba a tomar alguno de estos alimentos que la contienen, como naranjas —no en zumo—, pomelos —no en zumo—, pimientos rojos o verdes, kiwis, brócoli, fresas o tomates.

Si prefieres tomar suplementos, la cantidad ideal para suplementar a partir de los cincuenta años debería ser mínimo de mil miligramos diarios. Compra siempre suplementos que sean de lenta absorción o distribúyelos en tres dosis a lo largo del día. La vitamina C es hidrosoluble, esto significa que si te pasas en la cantidad, el organismo la expulsará mediante la orina. Es más, si la ingesta es superior en una cantidad que el organismo no pueda digerir, se generará una diarrea momentánea —el cuerpo siempre avisando si algo no está en proporciones correctas— debido a una alteración de tu flora intestinal, la cual podrás reemplazar nuevamente con yogures o probióticos.

Los ácidos omega 3

Tomar ácidos omega 3 es beneficioso para el organismo por muchas razones. También para reducir el cortisol. La ingesta de omega 3 puede realizarse a través de alimentación en comidas como el salmón o a través de suplementación. Se recomiendan 1000 UI —unidades internacionales— al día. A partir de los cincuenta años notarás los

Tania Martínez

beneficios de tomarte suplementación de ácido omega 3. Prueba a hacerlo. No tiene ninguna contraindicación para tu salud y sí muchos beneficios.

Reduce el café, el chocolate, las bebidas energéticas y el alcohol

Esta recomendación no es nueva. Sabemos que las bebidas excitantes nos colocan en situación de alerta. Lo que no pensamos nunca es que alterarán e inflamarán el organismo. La reducción de su consumo favorece la disminución del cortisol.

Magnesio

El magnesio es un mineral necesario para mantener en equilibrio el organismo. Ayuda tanto a conciliar el sueño como a reducir el estrés. Como vimos en el capítulo 9, referente al sueño, se recomiendan cantidades de doscientos miligramos al día para que el cuerpo disponga de cantidad suficiente para realizar los procesos en los que interviene.

Timón 2

Si no quieres suplementarte con magnesio, ¿por qué no pruebas las llamadas sales Epsom?

Estas sales son sulfato de magnesio y tienen propiedades antiinflamatorias y relajantes. Date un baño a la semana con ellas. Regularán tus niveles de magnesio y te ayudarán con la producción de serotonina en el cuerpo.

Practica los abrazos

El cortisol se reduce con otra hormona, que es la oxitocina, la cual puedes generar a través de contacto físico, como abrazos, sexo o una buena conversación con los amigos.

Timón 3

SI te sientes estresada, prueba a organizar una tarde de chicas.

No, no se trata de feminismo mal entendido. ¡Palabrita! ¿Sabes que no es un mito que las mujeres necesiten tener su tarde de chicas una vez a la semana o al menos dos veces al mes? El contacto con otras mujeres duplica los niveles de oxitocina porque somos más habladoras y más expresivas al comunicarnos que los hombres, lo que hace que seamos capaces de reducir más rápidamente el nivel de cortisol con estas salidas.

Controla la respiración

Hablaremos en detalle sobre la respiración en el capítulo 12. De momento quédate con que la manera en la que exhalas es muy importante para regular los niveles de cortisol en el organismo y, por consiguiente, para regular los niveles de estrés.

Ejercicios de liberación emocional o tapping

En Estados Unidos los ejercicios de liberación emocional o *tapping* se han puesto muy de moda. Esta técnica no es nueva, ya que tiene cinco mil años de antigüedad y fue descubierta por la cultura china, que halló un sistema complejo de circuitos de energía que recorrían el cuerpo. Estos circuitos son la base de muchas prácticas orientales, por ejemplo, la acupuntura.

Los ejercicios de liberación emocional se basan en efectuar pequeñas presiones cerca de estos puntos finales de energía, pero en lugar de con agujas, como en acupuntura, con pequeños toques de las yemas de los dedos. Los puntos sobre los que se presiona son los siguientes: lateral de la mano izquierda, entre los ojos, lado del ojo, bajo el ojo, bajo la nariz, bajo los labios, en los huesos del cuello, bajo los brazos.

Te propongo que busques en internet cómo realizar este tipo de ejercicios. Tienen muy buenos resultados a la hora de relajar el organismo.

Ejercicio 13

Otra manera más sencilla de realizar esta técnica y que puedes poner en práctica ahora mismo, es utilizar el ejercicio original del doctor Roger Callahan.

Esta técnica se basa en dar pequeños golpecitos en el llamado punto gama, que se encuentra en la parte carnosa situada debajo del dedo meñique de la mano, mientras se realizan una serie de acciones específicas para conseguir estimular el cerebro. Las acciones a realizar serían las siguientes: ojos cerrados, ojos abiertos, ojos miran abajo a la derecha, ojos miran abajo a la izquierda, girar los ojos en círculo, tararear dos segundos *Cumpleaños feliz*, contar del uno al cinco y, por último, tararear otra vez *Cumpleaños feliz* dos segundos.

Serenar el sistema cardiovascular

La segunda forma física de reducir el estrés tiene que ver con el sistema cardiovascular y el aprender a serenarlo.

El interruptor del cuerpo para el estrés lo encontramos en el llamado nervio vago, el cual comienza en el cerebro y desciende por la columna vertebral hasta el abdomen. El nervio vago tiene diversas funciones, pero destacan tres de ellas: controla la inflamación del cuerpo, ralentiza la frecuencia respiratoria y es el que pone al cuerpo en modo *on* o en modo *off* ante una situación de estrés.

¿Cómo pones en marcha el interruptor del estrés? A partir de técnicas de respiración, a través de la terapia psicosensorial, con meditación, yoga o taichí y con actividades cotidianas.

Tania Martínez

Técnicas de respiración

Si el estrés crónico al que has acostumbrado al cuerpo ha paralizado la capacidad de poner el interruptor en acción, cuando exhalas, el aire no activará el interruptor de *stop* y el corazón no aminorará su ritmo. Al no aminorar el ritmo subirá la tensión de las arterias y se mantendrá la respiración acelerada y la actividad cerebral al máximo de excitación.

Todas las técnicas de respiración que activan el nervio vago tienen un patrón en común que consiste en inhalar a un ritmo inferior al ritmo de la exhalación. Sería un patrón dos-cuatro. Esto significa inspirar en dos tiempos: uno-dos, y expirar en cuatro tiempos: uno-dos-tres-cuatro.

Ejercicio 14

Realiza durante cinco minutos al día algún ejercicio de respiración.

Es muy sencillo. Siéntate en posición relajada, inspira el aire contando uno-dos. Mantén el aire contando uno-dos y comienza a exhalar el aire contando uno-dos-tres-cuatro, y mantén este aire en uno-dos. A partir de aquí respira con normalidad.

Terapia psicosensorial

Suena muy rimbombante, pero es fácil de realizar y muy efectiva.

Esta práctica desarrollada en su origen por el doctor Ronald Ruden permite replicar la sensación que tenemos cuando nos encontramos dormidos profundamente. Hay tres sitios en los que se puede realizar y son: la cara, las palmas de la mano y los brazos.

- En la cara. Da ligeros toques en contacto con la piel. Ni muy rápido ni muy lento. Comienza debajo de los ojos. Haz un corazón con tus manos en la cara, como si estuvieras lavándola. Repítelo cinco veces.
- En las palmas de la mano. Coloca una palma contra la otra y haz el movimiento de limpiar las manos empezando en la muñeca y bajando hacia los dedos. Es como quitar el polvo de la mano.
- En los brazos. Abrázate desde los hombros bajando hacia las manos con estas cruzadas y termina el movimiento enfrentando las palmas.

Ejercicio 15

Intenta hacer alguno de los ejercicios descritos.

La ventaja que tienen es que puedes hacerlos en cualquier parte y nadie sabrá cuál es la motivación final de realizarlos, que en definitiva es relajarte y disminuir el estrés. Si lo combinas con la respiración, tiene un gran impacto y obtendrás resultados rápidamente.

Meditar, yoga, taichí

El poder de estas prácticas reside tanto en el control de la respiración como en la relajación que obtiene el cuerpo. Si haces

Tania Martínez

yoga todas las mañanas, podrás afectar positivamente a tu nervio vago —bastaría con realizar una serie de diez saludos al sol, una de las posturas más completas en el yoga—.

Con actividades cotidianas

Masticando correctamente la comida

Como hemos visto, la comida tiene que masticarse correctamente para que la señal llegue al cerebro y se activen así los diferentes mecanismos del cuerpo.

Enfriando la cara o el cuerpo

Una de las maneras más rápidas de reducir el nivel de estrés de una forma física es a través del enfriamiento de la cara, poniendo en contacto los labios y las sienes con agua fría. Lo que hace el agua fría es que retengas ligeramente la respiración, con ello el mecanismo reflejo disminuye de modo drástico la presión arterial.

Otra de ellas sería realizar duchas frías diarias de treinta segundos a un minuto de duración. Terminar tu ducha diaria con agua fría es una recomendación que nos han dado siempre nuestras abuelas. Se debe a que el agua fría hace que el organismo se tenga que adaptar y ponga para ello todos sus sensores a cero, y pueda por fin soltar su piloto automático.

Timón 4

No es mala idea acostarte por las noches con un lavado de cara en agua fría.

Tu piel se beneficiará y terminarás el día lista para adquirir un sueño reparador. Además, contribuirá a disminuir el estrés y te hará estar más relajada. ¿O prefieres incorporar unos segundos de agua fría a tu ducha diaria? Si vas a realizarlo, comienza por una caliente y cuando vayas a terminar abre el agua fría de treinta segundos a un minuto, dependiendo de tu resistencia. Tu cuerpo lo notará y también la piel, que se quedará suave y tersa.

Cantando

Nuestro interruptor pasa a través de las cuerdas vocales y del oído interno. Así que cantar o repetir algunos sonidos como los usados en yoga pueden ayudar a activar el nervio vago. Algunos de los mantras utilizados en yoga serían: om, sa-ta-ma-na. Conviene recitarlos en voz alta para activar así las ochenta y dos terminaciones nerviosas ubicadas dentro del paladar.

Timón 5

Prueba a cantar en la ducha en voz alta tu canción favorita o, si no te atreves, sube el volumen de la música en el coche y canta lo más fuerte que puedas.

Tania Martínez

Aviso. Tiene efectos sedantes una vez que has terminado tu concierto particular. Sube también la dopamina, así que de repente te invadirá una gran sensación de bienestar.

Relacionándote

El nervio vago es un nervio social. No puede estar solo. Si la gente percibe o siente que está sola, su nervio vago se ralentiza y su interruptor se atrofia.

Los humanos somos seres sociales que necesitamos estar en contacto con gente para que el cuerpo y la mente estén serenos. Calma el nervio vago y, por tanto, nuestro estrés. ¡No subestimes el poder de un abrazo!

Durmiendo de lado

La manera en la que duermes tiene efectos en el cuerpo. Si duermes de lado, hace que se incremente la frecuencia cardiaca. Es mejor dormir del lado derecho que del izquierdo y siempre es mejor dormir boca arriba que boca abajo.

Usando aceites esenciales

Los aceites esenciales tienen un efecto calmante en el cuerpo y en el estrés. Los más recomendados para disminuir el estrés y para relajar el nervio vago son los siguientes: lavanda, bergamota, madera de cedro, salvia e incienso. Selecciona un par de ellos. Echa un par de gotas en un difusor y ponlo una hora en tu habitación antes de dormir o mientras comienzas a dormir. ¡Ya me contarás!

Capítulo 11

El ejercicio como elixir mágico

¿Preparada para activar la lámpara de la eterna juventud?

Ya habíamos hablado en el capítulo 4 sobre la fuente de la eterna juventud —esa que podemos disparar dentro del cuerpo cuando queramos y que es más potente que cualquier crema antiedad— y de cómo activarla. ¿Te acuerdas? La fuente de la eterna juventud se activa con el ejercicio y permite mantener su producción hasta cuarenta y ocho horas después de haberlo realizado.

Y si tenemos tan claro cuál es el elixir mágico, ese que nos aporta juventud, luminosidad, retrasa el envejecimiento… ¿por qué seguimos siendo tan reacias a tomárnoslo e incorporarlo a nuestra rutina diaria?

Las mujeres que cumplimos ahora cincuenta años hemos tenido siempre una relación «curiosa», por llamarla de alguna manera, con el ejercicio. Cuando éramos pequeñas, hacer deporte siendo chica no estaba del todo bien visto —eso ahora mismo es impensable y, además, no fomenta la igualdad, pero era un hecho—. En mi colegio, por ejemplo, las chicas hacíamos en las horas de gimnasia —que era como se llamaba la asignatura— gimnasia rítmica, y los chicos salían al patio a hacer flexiones, atletismo, fútbol, baloncesto… Y no había opción. Los chicos a muscular y a cansar su cuerpo y las chicas a definirlo y a hacerlo más flexible.

Al llegar al instituto, a finales de los ochenta, la cosa estaba ya más igualada y a todos nos tocaba hacer el ejercicio que nuestro profe consideraba: si había que saltar el plinto, se saltaba, se corrían los cien metros lisos, jugábamos a balonmano, a baloncesto, a fútbol o si, por el contrario, tocaba hacer el *split* pues se hacía —también los chicos—. Aun así, y quizá por el pasado que traíamos a nuestras espaldas, las chicas nos podíamos dividir en dos grupos, en dos tipos de mujeres en relación con el deporte: a las que les gustaba y a las que lo odiábamos. No era algo que tuviera grises. Blanco o negro. O te gustaba o no, y encima estabas muy orgullosa de continuar creciendo, pudiendo decir que seguías aquí y así de estupenda «sin haber hecho ningún tipo de ejercicio en la vida».

Pues bien, con este pasado de ejercicio cero, llegar a tener incluso un estante con ropa de deporte de diferentes formas y colores me resulta a veces curioso y extraño. Muchas veces pienso: «¡Si me viera el profesor Javier!». El santo profe que tuvo que aguantar mi adolescencia quejándome de que no hacía tal o cual ejercicio.

Pero no siempre fue así, es más, la mayor parte de mi vida no ha sido así. Comencé a hacer ejercicio alrededor de los cua-

Tania Martínez

renta años y un poco por casualidad. Bueno, más bien por causalidad.

Mi marido, a raíz de un pequeño susto médico —que al final gracias a Dios se quedó en eso, en un susto— comenzó a correr y a participar en carreras de diez kilómetros, veintiún kilómetros…, y pretendía correr incluso un maratón. En su cumpleaños, y viendo que iba en serio, le regalé unas clases con Fran, un entrenador personal que venía a nuestra casa —yo pensaba para mí que si iba a hacerlo, que por lo menos lo hiciera con conocimiento—. Y así, oyéndolos hacer ejercicio, me picó el gusanillo. He de decirte que las primeras clases conmigo no fueron bien. Es más, no fueron nada bien. Todavía no sé cómo Fran se atrevió a seguir conmigo. Por aquel entonces, con unos cuantos kilos de más y sin haber hecho ejercicio en toda mi vida, te puedes imaginar la situación. Aun así, él venía cada martes a hacer conmigo su tabla de ejercicios —y le estaré por ello toda la vida agradecida— y yo… los hacía. Y poco a poco mi cuerpo me fue pidiendo ese ejercicio, y poco a poco me fui acostumbrando a moverme.

El cuerpo es sabio.
y cuando le das algo que le viene bien.
es muy agradecido y te lo demuestra.
Solo tienes que escucharle.

Pero, exactamente, ¿qué te aporta el ejercicio?

El ejercicio te aporta muchas cosas: te incrementa el flujo sanguíneo permitiendo un mayor caudal de sangre; te segrega endorfinas, que son las hormonas de la felicidad; permite segregar dopamina, la hormona que encontramos en las pastillas contra la depresión; retrasa el envejecimiento celular junto con la alimentación, y mejora el equilibrio haciendo que estabilices el cuerpo. Pero, además, ¿sabes que treinta minutos de ejercicio diario de forma regular pueden llegar a disminuir el riesgo de demencia un cincuenta por ciento? ¿O que la única manera de hacer que el cerebro no pierda del quince al veinticinco por ciento de su masa entre los treinta y los noventa años en áreas como la memoria es haciendo ejercicio? ¿Sabes que han descubierto que hay una relación proporcional entre el número de horas que pasamos sentados al día y nuestra capacidad cognitiva al hacernos mayores?

Algo que no se mueve se atrofia. Lo mismo ocurre con el organismo si no le das su ración diaria de ejercicio. En los últimos tiempos hemos llegado a cifras muy altas de sedentarismo. Tenemos que movernos más. El cuerpo necesita moverse, necesita movimiento. Si fuéramos realmente conscientes de cómo se atrofia, lo moveríamos ¡cada hora!

Tania Martínez

¿Qué tipo de ejercicio puedes hacer?

No te dejes llevar por modas pasajeras. Tómate el ejercicio como un componente necesario de tu salud. Nada es mucho ni nada es poco. Lo importante es comenzar a desperezar el cuerpo. Tú eliges qué ejercicio realizar, cómo hacerlo, dónde, cuándo y con qué intensidad. Si no lo has hecho nunca, te recomiendo que te pongas en manos de un profesional a la hora de iniciarte. Es importante que te explique la correcta manera de realizar los ejercicios y que los adaptes a tu condición física. Si no, al final acabarás exhausta y te volverá a pasar como me pasaba a mí en el instituto, que nunca quería más, o como a Mercedes y su clase de GAP en el capítulo 4. A partir de aquí, en cuanto empieces a realizarlo y lo incorpores a tu rutina diaria, el cuerpo te pedirá más y podrás ir avanzando. El cuerpo se acostumbra rápidamente a todo lo que le viene bien y le gusta.

El mejor ejercicio será aquel que seas capaz de hacer, el que hagas, sea cual sea. Al principio no te obsesiones mucho por uno o por otro. Debes desentumecer el cuerpo y para ello lo ideal es realizarlo treinta minutos diarios.

Ejercicio 16

Si de momento no te gusta ningún tipo de ejercicio, sal a caminar treinta minutos, a poder ser a primera hora del día. También valdría correr ligero, nadar, bailar, etc.

Cincuenta a mis espaldas y a mí me importa un bledo

Registra tus avances en la plantilla que encontrarás en el Cuaderno de trabajo 3. En cuanto lo empieces a incorporar en tus rutinas, el cuerpo, como digo, querrá más.

De nada sirve decir que quieres ir a *spinning* o al gimnasio todos los días si sabes que no vas a encontrar la fuerza de voluntad necesaria para llevarlo a cabo.

Las pautas básicas a la hora de incorporar el ejercicio en tu rutina serían las siguientes:

1. Empezar despacio. Si el cuerpo ha estado sin moverse durante mucho tiempo y de repente quieres que lo haga como el de un atleta, y lo fuerzas a realizar una carrera de una hora, lo agotarás y eso hará que no puedas volver a salir a pasear por el cansancio o por las agujetas.

2. Sube poco a poco la intensidad. Aunque no lo creas porque estás demasiado desconectado de él, el cuerpo es bastante sabio. ¿De qué te sirve ir más rápido si después vas a tener un periodo en el que vas a tener que frenar en seco, bien por las agujetas, bien porque te hayas lesionado?

3. Calienta siempre los músculos, ya que al concentrar ahí la sangre hará más difícil que no te lesiones.

4. Adapta los ejercicios a tu condición física. ¿Sabes que algunas posturas de yoga en Instagram son prácticamente imposibles de realizar incluso por yoguis experimentados?

Tania Martínez

5. Personaliza la tabla todo lo que puedas. Intenta hacerlo todos los días para que se convierta en un hábito.

El músculo femenino.
Ese gran desconocido

Las mujeres tenemos una relación con el músculo igual que con la clase de gimnasia y el hacer ejercicio. Siempre hemos tenido la idea equivocada de que los ejercicios de fuerza, los de pesas, nos hacían vernos musculadas y desarrollar músculos en partes del cuerpo que no queríamos. Es por ello que siempre hemos sido bastante reacias a coger entre las manos una pesa. Sin embargo, en contra de lo que pensamos, necesitamos ganar músculo para poder incrementar la masa muscular, la cual comienza a perderse a medida que cumplimos años. Los cincuenta son una edad de aviso, es la línea amarilla antes de que nos saquen tarjeta roja. Si no fomentamos la creación de músculo —y si no que se lo digan a David, mi entrenador personal, que aguanta mis quejas cada semana— ahora, lo perderemos definitivamente en años venideros.

- El ganar músculo hará que el cuerpo pierda grasa. Y eso es algo que te gusta, ¿verdad? Tantos años renegando del músculo y resulta que es un aliado contra la grasa abdominal. ¿Por qué? Pues porque la relación músculo-grasa es inversamente proporcional:

si ganas músculo, pierdes grasa. El músculo necesita calorías para mantenerse, así que, cuanto más tengas, más calorías quemarás —incluso mientras duermes. ¡Palabrita!—. ¿Sabes que un incremento de kilo y medio de músculo adicional hará que tu organismo queme cien calorías extra al día? Como lo oyes, así que ya sabes: ¡ve a por todas!

- El músculo hace que se fortalezcan los huesos. Prevenir enfermedades como la osteoporosis pasa por ganar músculo. Si tienes más músculo, los huesos tendrán que endurecerse para poder soportar la carga extra. ¡Todo está calculado! ¿Qué te pensabas?

- El músculo reduce también el azúcar en sangre y potencia la liberación de la hormona del crecimiento, la hormona de la juventud.

¿Por dónde empiezas?

Pues por el principio. ¿Te acuerdas de esa foto que elegiste y a la que te querías parecer en el capítulo 4? Es el momento de cogerla. Visualiza cómo quieres estar dentro de seis meses. ¿Más activa? ¿Más delgada? ¿Con mejor humor? ¿Como hace veinte años? ¿Quieres ser esa tú dentro de seis meses? Pues venga. No hay tiempo que perder. Divide los objetivos en metas alcanzables. Recuerda que todo camino comienza dando el primer paso. ¡¡Esa es la actitud!!

Tania Martínez

1. Para que un objetivo sea alcanzable debes dividirlo en numerosos miniobjetivos que impliquen un décimo del objetivo final que te hayas propuesto, así que eso es lo que harás.

2. Planifica tu semana y las horas que vas a dedicar a hacer ejercicio. Incorpóralo a tu agenda como una actividad más. Tu sesión de *gym* particular es tan importante como cualquier otra actividad que tengas planeada para ese día.

Tendemos a dejar de lado todo aquello que es nuestro o que nos beneficia, así que es hora de decir: «¡BASTA YA!». Si planificas cuándo vas al médico, cuándo vas a llevar a los niños al dentista o esa reunión tan importante, ¿por qué no incluyes también las horas en las que haces ejercicio? Y si tu excusa es que no tienes tiempo, levántate treinta minutos antes. Cargarás las pilas bien de mañana y te aseguro que estarás de mejor humor. Más adelante, no será necesaria tanta planificación. El ejercicio sienta tan bien y te da tanto subidón cuando lo realizas que lo querrás hacer todos los días de la semana. Si esto es así, ve variando la rutina e incorpora diferentes tipos de ejercicio: desde cardio a fuerza, a pilates o yoga para que no estreses los mismos músculos todos los días.

3. Elige dónde lo quieres hacer. Hay gente que prefiere hacer su rutina diaria en casa porque así no le da pereza. Se levanta o vuelve del trabajo y lo tiene siempre a mano.

Si eres de las que quiere montar su gimnasio en casa, este es el momento perfecto. Necesitarás: pesas de dos a cuatro kilos, bandas de resistencia, esterilla, una silla, una bicicleta estática, una cinta de correr o simplemente tus piernas para ir a caminar. Parece que ya no nos valen las excusas de que no tienes sitio en casa entre los niños, el marido, el despacho...

Otras personas necesitan un extra de motivación y prefieren apuntarse a un gimnasio o a una clase colectiva, porque ver a otra gente hacer deporte les inspira y les hace estar más motivados. ¡Cualquier cosa que decidas estará bien!

4. Busca una conexión emocional con el ejercicio. Esto te ayudará a mantener tus rutinas. Pueden ser conexiones con un ejercicio que solías hacer cuando eras más joven o en cierto momento de tu vida.

Esto es como los anuncios de la tele. Todos tienen una conexión emocional, porque está comprobado que el cerebro busca ese punto en el que nos hace felices y los vincula con nuestra niñez, nuestra infancia, un olor, un tipo de ejercicio o simplemente la sensación de paz que nos genera. Lo que sea con tal de despertar la parte del cerebro que activa las emociones.

Te propongo un ejercicio de visualización emocional. Cierra los ojos y piensa en moverte, en bailar, en cualquier cosa que implique mover tu cuerpo. ¿Qué te viene a la cabeza? A lo mejor tienes un deseo escondido y hasta ahora no habías permitido que saliera a la luz. ¿Qué quieres intentar? ¡Vamos! Haz caso a tu subconsciente, a tu intuición, y elige esa idea que te está rondando, por muy loca que te parezca, y comienza a moverte.

Tania Martínez

Por ejemplo, para mí, que hasta el momento he sido bastante búho, descubrir los olores y los sonidos del amanecer me activa por completo los sentidos y me hace sentirme nuevamente joven. ¡Quizá por desconocidos! Esa quietud, esa luz, el piar de los pájaros me proporciona un sentimiento bastante agradable de paz. Para mí, un buen día comienza siempre con esa sensación.

5. Y, por último, es fundamental apuntar y medir el ejercicio realizado.

Se trata de cuantificar cuánto ejercicio realizas. Ya sabes que el cerebro se mueve por hábitos y esos hábitos generan percepciones que no siempre se ajustan a la realidad —hay veces que creemos que hacemos mucho ejercicio porque estamos siempre dándole vueltas al tema, o a la inversa, pensamos que no hemos hecho ejercicio y precisamente esa semana hemos cumplido con nuestra planificación en el calendario—.

Ejercicio 17

En el Cuaderno de trabajo 3 tienes una plantilla mensual en la que podrás apuntar los días que has planificado realizar ejercicio.

A medida que vayas completando el capítulo, podrás rellenarlo también con los diferentes ejercicios que has decidido hacer cada día. El ejercicio genera autodisciplina. Aprovéchalo.

¿Qué debe tener tu rutina base?

La rutina semanal debería estructurarse con tres tipos de ejercicios:

- De cardio.
- De fuerza. Las pesas o las bandas serán tus grandes aliados que te permitirán ganar músculo.
- De flexibilidad. Todo lo que puedas incrementar la flexibilidad será bueno para el cuerpo.

Veamos en qué consiste cada uno.

De cardio o aeróbico

El ejercicio tiene que ver con el flujo de sangre en el organismo. Es fundamental para el corazón y para el cerebro, y los médicos recomiendan un mínimo de ciento cincuenta minutos a la semana de cardio. Puedes seleccionar cuál te gusta más entre caminar a paso ligero, andar en la cinta, correr, ir en bicicleta, subir escaleras, bailar, etc.

Brújula 1

Para que sea bueno para ti, debe ser intensivo —setenta/ochenta por ciento de tu capacidad— y constante.

Tania Martínez

¿Por qué? Porque permite la conectividad entre las neuronas regenerándolas, produce la hormona del crecimiento —un poquito de hormona de la juventud— y disminuye la inflamación en el organismo.

De fuerza

Los ejercicios de fuerza trabajan los músculos añadiendo peso al movimiento, y su objetivo es ganar masa muscular. Cuanta más masa muscular adquieras, más calorías quemará tu horno particular y menos grasa se acumulará en el cuerpo.

Aunque se queman calorías tanto con el ejercicio aeróbico como con el entrenamiento de fuerza, la diferencia es que con el último sigues quemando calorías cuarenta y ocho horas después de haberse realizado el ejercicio. No está nada mal, ¿verdad? Ya que nos cuesta hacer ejercicio, que por lo menos este continúe quemando calorías el mayor tiempo posible. ¿Y sabes una cosa? Las mujeres somos más valientes cuanta mayor masa muscular generamos. A más músculo, más testosterona y más ganas de comernos el mundo. ¡Así que, a por todas! ¡Comienza a hacer ejercicios de fuerza! Además de ser bueno para tu cuerpo, es bueno también para tu autoestima.

Hay varios tipos de ejercicios de fuerza. Y puedes elegir aquellos que te vengan mejor. Así, tenemos:

Isométricos

Implican tensión muscular sin necesidad de moverse del sitio y se trabaja con el propio cuerpo, sin elementos externos. Al ser ejercicios cortos e intensos, se reduce el tiempo de entrenamiento.

- **Actividad 1. Isométrico de bíceps**
Introduce el puño de la mano derecha en la palma de la mano izquierda. Estira ligeramente los brazos y presiona durante diez segundos. Repite este ejercicio tres veces.

- **Actividad 2. Extensiones de piernas**
Siéntate y estira una de las piernas. Dobla hacia ti el pie y mantenlo en posición de «flex» durante diez segundos. Repite el movimiento tres veces.

- **Actividad 3. Sentadillas**
Flexiona la rodilla y baja la cadera a noventa grados manteniendo la espalda recta y apoyada en una pared —o no, dependiendo de tu práctica—. Mantén esta posición el tiempo que puedas, con un máximo de treinta segundos.

- **Actividad 4. Plancha frontal**
Apoya los antebrazos en el suelo con una flexión de noventa grados, manteniendo el cuerpo en horizontal con los pies apoyados y la cadera, en línea con los hombros, levantada del suelo. Puedes realizarla apoyando en el suelo las rodillas.

Tania Martínez

De fuerza clásica

Si vas a realizar una rutina de fuerza al estilo clásico, lo mejor es que empieces haciendo este tipo de ejercicio tres días por semana. Es recomendable hacer una rutina que afecte a todos los grupos musculares uno de los días, que trabajes la parte superior del cuerpo el siguiente y la parte inferior el último día. Hay que dejar descansar al músculo veinticuatro horas entre medias para no estresarlo demasiado.

Los ejercicios que selecciones tienen que estar compensados; es decir, deben implicar flexión y extensión. Si haces pecho, deberías compensar el movimiento con espalda; o si haces glúteos, deberías terminar con ejercicios de isquiotibiales.

También recuerda adaptar el peso a tu condición física. Debes poner un peso que implique que las últimas repeticiones sean retadoras, pero que puedas realizarlas. Comienza con pesos de dos a tres kilos y vete subiendo.

- **Actividad 5. Remo**
Trabajo de dorsales. Es uno de los mejores ejercicios para activar el metabolismo.
Coloca el cuerpo con el torso ligeramente inclinado hacia delante y las rodillas también en ligera flexión. Mantén la espalda recta, sin arquear. Coge la barra o un par de pesas con ambas manos, con los nudillos hacia arriba. Acerca la barra al pecho elevando y separando los codos, pero sin mover los hombros.

- **Actividad 6.** *Press* **de pectoral**
  Tumbada boca arriba con las piernas flexionadas, coloca la barra o las pesas sobre el pecho y eleva los brazos hasta que se queden verticales. La espalda debe estar totalmente apoyada.

- **Actividad 7.** *Press* **de hombro**
  Coge las pesas y colócalas delante de la cara, a la altura de la barbilla. Extiende los brazos hacia delante extendiendo los codos.

- **Actividad 8. Flexión de rodilla**
  De pie, con una mancuerna en cada mano. Da un paso hacia delante hasta que la pierna forme un ángulo recto y baja la rodilla al suelo. Alterna con cada lado.

Brújula 2
¿Quieres saber si estás trabajando el músculo en tu rutina?

El músculo necesita fatigarse para que pueda crecer. Se necesita realizar diez sets de ejercicios a la semana que afecten a un mismo músculo para afirmar que se está desarrollando. Se incrementará el músculo, pero no lo desarrollarás tanto como para que parezca que vas a un campeonato de halterofilia. Esto ha quedado claro, ¿verdad?

Para personas que se inician, puede ser más seguro comen-

Tania Martínez

zar a familiarizarse con los ejercicios de fuerza a través de las bandas, ya que permite que el músculo se vaya adaptando convenientemente y sin lesiones.

Estos ejercicios incrementan la función del cerebro, en concreto del lóbulo frontal, mejoran la salud cardiovascular y reducen la inflamación de tu cuerpo. Has de realizarlos de dos a tres veces por semana, al igual que los de fuerza o en sustitución de los mismos. Debes seleccionar de tres a cinco ejercicios y realizar de ocho a veinticinco repeticiones en series de dos a cuatro.

- **Actividad 9. *Pull* lateral**
  Coloca el cuerpo en una pared con la banda rodeando las muñecas y sube los brazos por encima de la cabeza. Abre y cierra los brazos presionando codos y hombros. De ocho a veinticinco repeticiones.

- **Actividad 10. Extensión de tríceps**
  Coge la banda con ambas manos. Sube un brazo por encima de la cabeza con la muñeca paralela al suelo. La otra mano déjala delante del pecho. Sube y baja el brazo. Prueba después con el otro brazo.

- **Actividad 11. *Curl* de bíceps**
  Siéntate en una silla. Coloca la banda por debajo de la rodilla. Coge la banda con la mano derecha y súbela hacia el hombro con el hombro pegado al cuerpo. Sube y baja la mano derecha con la muñeca paralela al suelo. Repite con el otro brazo.

- **Actividad 12. Rotación de hombro**
  Coloca la banda en las muñecas con los pulgares hacia arriba. Abre los brazos con los codos pegados al pecho y haz que los pulgares señalen a los lados.

De flexibilidad

¿Sabes que los ejercicios que más potencian los hindúes son los de flexibilidad? Para ellos la flexibilidad es la base de la longevidad. Según aseguran, una persona que no es flexible envejece con mayor facilidad y se atrofia, llegando a afirmar que no se puede envejecer con salud si no se trabaja la flexibilidad. La flexibilidad de una persona, dicen, determina lo larga que puede ser su vida. Por tanto, si quieres mantenerte joven cuando pasan los años, la solución es intentar mantenerte flexible.

La flexibilidad es la capacidad que tienen los músculos de adaptarse, mediante su estiramiento, a los movimientos de las articulaciones. La única manera de que las fibras y las articulaciones pierdan menos colágeno y se vuelvan menos rígidas es trabajar los ejercicios de flexibilidad. También te ayudará a tener menos tensión muscular, ya que consumirás menos energía en el movimiento de cada articulación.

Ejemplo de ejercicios de flexibilidad son los incluidos en las disciplinas de taichí, yoga y pilates. Estos te pueden aportar calma y mejorar también tu postura corporal después de largas jornadas sentada delante de tu ordenador.

- **Actividad 1. Torsión de espalda**
  Sukhasana con torsión en yoga. Siéntate en el suelo

Tania Martínez

con las piernas estiradas. Dobla y pasa la pierna derecha sobre la izquierda. Coloca el brazo izquierdo por encima de la rodilla presionada y presiona con el codo para hacer una flexión de espalda. Gira la cabeza hacia el lado derecho e intenta mirar por encima del hombro. Repite hacia el otro lado.

- **Actividad 2. Estiramiento de isquiotibiales**
  Paschimottanasana en yoga. Estira las dos piernas. Pon los pies en flexión, es decir, apuntando con los dedos hacia arriba. Baja ahora la espalda e intenta coger las rodillas, los tobillos o los dedos con ambas manos.

- **Actividad 3. Estiramiento de lumbares**
  Tumbada boca arriba estira una pierna y coge la otra con las dos manos. Mantente así hasta contar hasta veinte. Repite con la otra pierna.

- **Actividad 4. Estiramiento de cuello**
  Ponte de pie. Mira hacia arriba. Sube y baja la cabeza. Intenta alejar los hombros de las orejas. Haz diez repeticiones.

- **Actividad 5. Estiramiento de gemelos**
  Ponte de pie y sube y baja los talones. Quédate de puntillas cuando los subas. Repite de ocho a diez veces.

Ejercicio 18

Activa el elixir de la juventud.

Date una oportunidad y ponte en marcha. Selecciona de cada grupo de ejercicios aquellos que mejor se adapten a ti y ponlos en práctica. Incorpóralos en la plantilla que encontrarás en tu Cuaderno de trabajo 3 con el número de repeticiones y series a realizar. Haz que sea sencillo de seguir cuando estés preparada para hacerlos. Ya sabes que al cerebro le gusta ahorrar energía. Piensa que el primer día te costará, también el segundo, pero probablemente el día once serás tú la que te despiertes de un salto porque estás deseando ponerte en marcha. Aviso, crea adicción. ¡Quién sabe si dentro de un año eres la reina del grupo y tú misma animas al resto de tus amigas!

Tania Martínez

Capítulo 12

Aprendiendo a respirar

Si has llegado hasta aquí leyendo el libro, te felicito. Te has tomado en serio el comienzo de tu nueva vida. Nada de lo que has incorporado será en balde. Por si no has sido consciente de todo el trabajo alcanzado hasta ahora, te diré que has activado los ejes fundamentales de una vida feliz, plena, con energía y con salud:

- Has mejorado tu alimentación, olvidándote de la dieta y comenzando a comer aquello que es bueno para tu organismo.

- Has aprendido mecanismos para conciliar y mantener el sueño en fases óptimas que permitan la regeneración celular y el descanso.

- Le has declarado la guerra al estrés y al exceso de cortisol en el cuerpo.

- Y has comenzado a impulsar el elixir de la juventud.

¡Deberías estar orgullosa de ello! Tu vida ha dado un cambio importante y comenzarás a notarlo en los próximos meses. Si eres capaz de mantenerlo en el tiempo, será tu pasaporte a unos cincuenta años esplendorosos y plenos —y a unos sesenta, setenta...—. Sigue mi consejo y continúa por este camino, ¡merece la pena! Te aseguro que vas a recordar el momento en el que decidiste que hoy iba a ser el principio de tu nueva vida.

Por si te has quedado con ganas de más, te dedico los siguientes capítulos en los que hablaremos sobre la respiración y la meditación. Son el broche de oro a todo el proceso. Si introduces estas dos últimas rutinas en el mapa de tu vida, te habrás convertido en toda una pro e irradiarás energía y satisfacción por donde vayas. Tanto una como otra han sido practicadas desde la Antigüedad y existen textos que han llegado hasta nuestros días hablando de las propiedades y beneficios de ambas. Estas prácticas habían sido relegadas y prácticamente olvidadas, pero ahora es el momento de darles voz.

La energía vital se canaliza a través de la respiración

Según las civilizaciones más antiguas, el universo posee una energía vital que nosotros absorbemos mediante la respiración. Gracias a ella introducimos esa energía dentro del organismo y le permitimos ponerse en marcha. El organismo necesita esa respiración para vivir y para regenerarse y limpiarse. No en vano

Tania Martínez

nuestro mecanismo de purificación se encuentra tanto en el hígado como en los pulmones.

La respiración es nuestro motor de vida y de ella depende la mayor parte de los órganos del cuerpo para funcionar. Incluso la sangre y cómo se bombea depende en gran medida de la respiración. Algunos textos en culturas del Este hablaban del diafragma como nuestro segundo corazón, por el papel tan importante que se le atribuye a la hora de distribuir esta energía a lo largo del cuerpo.

Debido al ritmo de vida acelerado que llevamos, hemos olvidado el arte de controlar la respiración. Como el cuerpo es una máquina perfecta, no funciona demasiado bien si tiene exceso de aire porque no puede procesarlo, y aún menos a medida que vamos cumpliendo años. Por eso debemos aprender nuevamente a respirar.

¿Y si la respiración también fuera emocional?

Te encuentras a punto de entrar en un examen. Has estado estudiando toda la noche y te sabes el temario entero. Aun así, estás en la puerta de entrada del aula en el que se desarrollará el examen y tu cuerpo está hecho un flan. De repente el profesor llega y abre la clase para que paséis y toméis asiento. El corazón comienza a acelerarse todavía más si cabe y tu respiración comienza a ser cada vez más rápida. ¿Te resulta familiar este ejemplo?

Esto se debe a que la respiración se acelera cada vez que nos encontramos en una situación de estrés, de máxima alerta. El cuerpo se prepara para lo que está por llegar.

María acaba de venir de trabajar. Llega después de haber estado en un atasco y entra con prisa para preparar la cena. Se ha retrasado y cree que van a estar todos esperándola impacientes. De repente suena el teléfono. Es Paco, su marido, que le dice que ha llevado a los niños a cenar con su madre porque hace tiempo que no ven a la abuela. En ese momento María respira tranquila, relajada. Se quita los zapatos y se tumba en el sofá. Suspira. Respira tranquilamente y todo se para a su alrededor. Por fin un momento de relax para ella sola.

Su respiración se ha relajado también de repente y comienza a ser más sosegada y serena. La respiración se ha pausado porque María se ha relajado.

Brújula 1

Realiza este ejercicio cuando estés teniendo un pico de estrés, cuando sientas que tu cuerpo se dispara y no eres capaz de controlar la situación.

Tania Martínez

Quédate quieta, realiza un par de respiraciones profundas. Inspira conscientemente, expira conscientemente. Cierra los ojos. Siente tu respiración. Si te mantienes en este estado de uno a dos segundos, notarás cómo tu respiración se relaja, al igual que el movimiento de tu corazón. Acabas de pasar a un estado de calma. Utiliza esta arma secreta cada vez que quieras cambiar de estado emocional. Es tu puerta de entrada a la tranquilidad.

El mecanismo de la respiración es la herramienta que te permite pasar de un estado emocional a otro de forma completamente consciente. Cambiando la respiración, conseguirás cambiar tu estado emocional. Por eso es tan importante manejar el arte de respirar.

Alejandra siempre ha sido muy nerviosa desde pequeña. Nunca le ha gustado llamar la atención y en el colegio no solía ser nunca la que salía a la pizarra. Mira que siempre había sido muy buena estudiante y la mayor parte de las preguntas que hacían en clase las sabía y habría sido capaz de contestarlas con los ojos cerrados, pero lo de hablar en público y delante de toda la clase no había sido hecho para ella.

A medida que fue creciendo, su miedo a hablar en público comenzó a ser un problema. Su corazón se disparaba y la respiración era tan rápida que le llegaba a faltar el aire y empezaba a marearse por el simple hecho de pensar que tenía que salir a hablar.

Se estaba convirtiendo en un problema real porque, además, estaba limitando la posibilidad de ascender en su empresa. Su jefe le había dicho más de una vez que tenía que conseguir superar este miedo si quería ocupar el puesto que le correspondía.

Por casualidad, Alejandra decidió un día probar una clase de yoga. Acababan de poner un estudio al lado de su casa y pensó que era el momento de moverse un poco. Esta vez no había excusas —si Mahoma no va a la montaña, parece ser que la montaña viene a Mahoma—, así que allí estaba. Dispuesta a practicar. El primer día, en contra de lo que se esperaba, toda la clase la dedicaron a respirar, más lento, más rápido, con una determinada cadencia, con otra.

Poco a poco, según pasaban los días, los meses, Alejandra comenzó a notar un estado de calma, empezó a sentirse mejor, a notar que era dueña de su propio cuerpo. ¿Por qué? Porque trabajó sin querer su respiración. Y así notó cambios en su día a día sin ella pretenderlo. Su respiración no se disparaba cada vez que tenía que hablar en una reunión. Y al no dispararse, tampoco lo hacía su corazón ni perdía el control de la situación. Había conseguido, sin ella saberlo, regular sus emociones regulando la respiración.

Tania Martínez

¿Qué puedes hacer para mejorar la respiración?

Para mejorar la respiración hay que practicar la manera correcta de hacerlo para que el cuerpo comience a introducirlo como un hábito y pueda repetirlo de una manera completamente involuntaria. No hay más misterio.

Antes de practicar los ejercicios de respiración te propongo que pongas a punto ciertas cosas:

1. Intenta reducir la cantidad de aire que inhalas en cada proceso respiratorio de inhalación y exhalación. El proceso respiratorio considerado normal incluye de diez a veinte ciclos respiratorios completos por minuto. Cada ciclo completo posee una inhalación y una exhalación y dura alrededor de cinco segundos —dos segundos para el proceso de inhalación y tres para el proceso de exhalación—.

2. Mantén limpia la nariz. La nariz puede limpiarse mediante baños de agua templada y un poco de sal, introduciendo el agua por una de las cavidades y dejando que salga por la otra —se suele utilizar una tetera especial denominada neti pot o bien mediante la utilización de un humidificador con dos gotas de aceite esencial de eucalipto—.

3. Intenta fijarte y darte cuenta de si estás respirando por la nariz o por la boca.

4. Intenta incrementar los tiempos de exhalación.

5. Haz ejercicios de retención de aire.

Ejercicio 19

Mejora la respiración utilizando el aire que tu cuerpo realmente necesita.

Aprende a retener el aire que inspiras y expiras. Te propongo que apliques uno de los ejercicios que utilizaba el doctor Stough, que dedicó toda su vida a trabajar con personas que tenían enfisemas pulmonares, y que mediante este ejercicio conseguía que sus pacientes optimizaran el aire que introducían en sus pulmones.

Inhala a través de la nariz. Retén la respiración. Comienza el proceso de exhalación contando del uno al diez en un susurro tantas veces como puedas. Cuando estés llegando al final de tu capacidad, continúa contando con la boca, aunque no saques más aire. Sigue así hasta que no puedas más.

Con este ejercicio darás movilidad a los músculos que normalmente no estás utilizando en el diafragma y estarás ampliando su cavidad para hacerla más eficiente.

Ejercicio 20

Vuelve a respirar por la nariz.

Conseguirás restablecer tu manera de respirar si eres capaz de volver a respirar por la nariz y te olvidas de introducir el aire por la boca.

Tania Martínez

Durante el día estate atenta y preocúpate de intentar respirar siempre por la nariz. Y por la noche te recomiendo probar el truco del esparadrapo hipoalergénico. Se coloca un pequeño trozo —un cuadrado— de este esparadrapo en el centro de los labios y se mantiene así toda la noche. El cuerpo es sabio, y con ese pequeño apoyo comienza a respirar por la nariz. No te preocupes. No te vas a ahogar. Si necesitas más aire, este tipo de esparadrapo permite abrir los labios y respirar libremente.

¿Cuál es la manera correcta de respirar?

¿Sabes que si nos remontamos a las culturas o a las religiones años antes de cristo, existen textos que hablan de la forma y la manera correcta de respirar? Aunque no seamos conscientes de ello, los cánticos, las oraciones o los mantras que se practican en la mayor parte de las religiones budista, taoísta e incluso cristiana poseen patrones muy precisos de respiración. Es más, podemos decir que las oraciones son ejercicios de respiración en sí mismos.

El patrón que siguen todos ellos es el de la respiración perfecta. Para que tengas un ejemplo cercano y reciente, en la religión cristiana —por ser la más practicada en este país y por ser la que más conozco— la oración del rosario es una práctica de respiración. Sigue el patrón de la respiración perfecta.

La respiración perfecta tiene en torno a 5,5 respiraciones completas —ciclo de inhalación/exhalación— en un minuto.

La inhalación dura 5,5 segundos y la exhalación dura 5,5 segundos.

Ejercicio 21

Realiza diariamente una práctica de respiración perfecta hasta que tu cuerpo la incluya como un hábito en su rutina.

Anota tus progresos en la plantilla dedicada a ello en el Cuaderno de trabajo 3. Este es el tipo de respiración que debería realizar el organismo de manera inconsciente —es la que hacen los bebés cuando los observamos en sus cunitas y nos da la sensación de que no están respirando—.

Busca un sitio cómodo para practicarla. Recuerda que la inhalación expande el abdomen y que la exhalación lo contrae al dejar salir lentamente el aire hasta que se vacía por completo. Intenta en todo momento que la respiración sea un círculo continuo, que no haya diferencia entre la inhalación y la exhalación.

El patrón sería: inhala en uno-dos-tres-cuatro-cinco-seis. Exhala en uno-dos-tres-cuatro-cinco-seis. Repite el proceso.

La respiración como fuente de energía

Los ejercicios de control respiratorio tienen unos mecanismos muy beneficiosos sobre el cuerpo, y algunos yoguis le atribuyen el mecanismo bisagra de conexión entre el cuerpo y la mente.

Tania Martínez

Veamos ahora una serie de técnicas de respiración que puedes aplicar en tu día a día.

Respiración diafragmática

Es una técnica de respiración que emplea el diafragma. Esta es la que usan los cantantes o los estudiantes de solfeo —la que a mí me salvó la vida cuando era pequeña y que he vuelto a incorporar a mi rutina diaria—. Puede realizarse sentada o tumbada. Para realizarla te colocas la mano en el pecho —esta parte no debe moverse en todo el ejercicio— y comienzas a introducir el aire por la nariz hasta bajarlo al abdomen, haciendo que este se expanda. De la misma forma exhalas contrayendo el abdomen en sentido inverso y sacando el aire por la nariz.

Ejercicio 22

De respiración diafragmática. Realiza de veinte a treinta respiraciones diarias.

Con ello conseguirás oxigenar el cuerpo. Si quieres, puedes realizar esta respiración a lo largo del día realizando de tres a cuatro repeticiones cada vez tres o cuatro veces al día.

Respiración pranayama

Los budistas o los practicantes de la meditación o del yoga son buenos alumnos en el arte de la respiración porque mantienen que gracias a la respiración consiguen estar presentes en el aquí y en el ahora. La energía vital para ellos es el prana. La respiración consciente y regulada se conoce como *pranayama* —control del prana— y les permite controlar su energía vital, y sus beneficios son conocidos a la hora de calmar la mente y el estrés.

Esta respiración se denomina profunda y utiliza las tres cámaras de los pulmones, que son la abdominal, la torácica y la superior. En esta práctica juega un papel importante la retención de aire durante unos segundos. Los yoguis dicen que con esta pausa se paralizan los pensamientos negativos.

Esta sería la respiración básica. Se realiza también en una postura sentada o tumbada. En esta respiración destaca la consciencia a la hora de ir rellenando las diferentes cámaras de los pulmones. Así, se inicia la respiración con una inhalación abdominal, se sigue con una inhalación a la altura del pecho y se termina con una inhalación clavicular. Se retiene unos segundos el aire y se comienza a expulsar en sentido inverso.

Ejercicio 23

De respiración básica. Realiza de cinco a diez respiraciones diarias de este tipo.

Esta respiración es buena hacerla al amanecer o a la hora de acostarte. Anota tus progresos en el Cuaderno de trabajo 3. Una vez se ha conseguido controlar la respiración básica, puedes continuar con una respiración *pranayama* más avanzada, también denominada respiración cuadrada. Se denomina así porque se trata de inspirar-retener-expirar-retener.

Tania Martínez

La exhalación siempre tiene que ser el doble que la inspiración y realizada de manera lenta. Se debe respetar la proporción 1:2. A partir de aquí cada maestro tiene su regla: algunos realizan inspiración en dos tiempos, retención en dos, expiración en cuatro y retención en dos. Otros inspiran en cuatro, retienen en siete, expiran en ocho y retienen en cuatro.

Ejercicio 24

De respiración cuadrada.

Intenta realizar esta respiración una vez al día y anota tus progresos en el Cuaderno de trabajo 3. Esta respiración entrena la atención mental, tranquiliza y te libera de estrés y tensiones. Recuerda los tiempos de inspiración/expiración y retención. Elige el que mejor se adapte a tu ritmo.

Para finalizar, veamos la respiración de fuelle, la última de la que hablaremos. Con este tipo de respiración dicen que mejora el funcionamiento cerebral y permite dotar de movimiento extra y jugos gástricos al otro cerebro, el estómago.

La manera de realizarla es exhalando todo el aire retenido en los pulmones. Se comienza la inhalación y la exhalación de manera rápida. Ambas duran lo mismo. El estómago se eleva y se retrae. Se realiza durante diez repeticiones.

Ya no tienes excusas. Hemos estado respirando de forma inconsciente hasta ahora. Es el momento de darle el valor que se merece a la respiración. Con este cambio en la manera de respirar el organismo podrá oxigenarse convenientemente y centrarse también en reparar su sistema inmune. En cuanto incorpores estas prácticas en tu rutina, tu cuerpo, al sentirse mejor, podrá realizarlo sin que tú seas consciente. Así que no esperes más y súmate a la revolución de la respiración.

Es sencillo, es gratis y te reportará beneficios futuros. Así que, ¡a respirar!

Tania Martínez

Capítulo 13

El amuleto

Hemos llegado al final del viaje. Y toca elegir un amuleto que te acompañe a partir de ahora por esta nueva vida que has diseñado.

Toca avanzar hacia tus sueños con energía, ilusión y determinación, y para ello necesitas un último compañero de fatigas. Avanza en este capítulo y haz tuyo este regalo. Date una oportunidad. Ponlo en práctica. Será el broche de oro y te ayudará cuando las cosas se pongan difíciles en el camino hacia tus sueños.

Eres afortunada

¿Te has parado a pensar en la cantidad de cosas que tienes y en lo afortunada que eres? Probablemente, cuando estás metida en tu burbuja, en tu mundo del día a día, te extraña que alguien te diga que eres afortunada. ¿Afortunada con respecto a qué? La mente tiende a procesar la mayor parte de las veces solo aquellas cosas negativas. De hecho, la mayoría de los pensamientos a lo largo del día son los mismos, son repetitivos y son negativos en un porcentaje que asusta, aproximadamente el ochenta por ciento de todos los que tenemos. Alucinante, ¿verdad? Pues imagínate si al final esos mismos pensamientos son los que van construyendo tu mapa mental junto con tus creencias y tus experiencias pasadas, y atribuyendo así diferentes significados a todo aquello que percibes a diario.

No saldrás muy bien parada de esta experiencia si no le metes un poco de contrapeso y sentido común, pues la percepción que tengas del mundo a tu alrededor será la que determine que seas feliz o desgraciada. Visto así, parece que tengas más que decir de lo que crees en tu propio camino a la felicidad. Quizá el destino está un poco más condicionado de lo que tú misma piensas con lo que haces y dices cada día.

Para acabar de complicar todo el proceso, ya sabes que el cerebro tiende a ahorrar energía, y cuando se ha acostumbrado a un determinado hábito, sea positivo o negativo, lo repite de manera inconsciente a la menor posibilidad. Si tu estado habitual es el del estrés, para el organismo será un estado conocido y no se planteará si le está perjudicando, simplemente lo pondrá en marcha una y otra vez. Con ello nunca alcanzarás el equilibrio y el organismo seguirá sin tiempo ni recursos para curarse.

Tania Martínez

Toma el control de la mente

No queda más remedio. En los capítulos previos habíamos trabajado lo físico: la alimentación, las hormonas alteradas por el estrés, el ejercicio, la respiración y el sueño. Ha llegado el momento de tomar el control definitivo del cuerpo y de tu vida, y para ello necesitas tomar el control de la mente y accionar por fin el interruptor de *stop*.

Existen dos mecanismos que permiten adentrarte en la mente para parar la dinámica nociva hacia ti misma, y estos son:

1. Respirar de forma consciente. Aplica los diferentes ejercicios que hemos visto en el capítulo anterior e incorpóralos a tu rutina diaria. La respiración consigue parar tu respuesta al estrés, consigue oxigenar los pulmones, las células y permite que llegue más oxígeno al cerebro, haciendo que pienses con claridad, recuperando así el control de la mente.

2. La meditación. No salgas corriendo, por favor. Tenemos una visión errónea de lo que es meditar y rápidamente al oír esta palabra nuestro yo interior responde con un «uff, esto no es para mí», «lo que me faltaba», «ni que me sobrara el tiempo», «otra tontería más que se han inventado para entretenernos». Cuando hablamos de meditación nos imaginamos siempre a una persona un poco friki o a un monje sentado con las piernas cruzadas, mirando al sol y en estado de trance durante horas.

En los próximos puntos te contaré qué es la meditación desde un punto de vista más pragmático, pues existe documentación clínica y estudios que le atribuyen la propiedad de serenar el cuerpo, disminuir los efectos del estrés, y, por tanto, ayudar al control de la mente.

¿Qué es meditar?

Meditar es ser conscientes del momento presente, estar ahora mismo aquí y ahora.

Estamos acostumbrados a que la vida pase muy deprisa. Somos tecnológicos, multitarea…, y pasamos de puntillas sobre todas las actividades que hacemos. Estamos hablando con nuestro hijo y a la vez consultamos el móvil, estamos conduciendo y escuchando música y a la vez tenemos una conversación telefónica. Y así el cuerpo acumula un montón de acciones que hacemos metódicamente sin darnos cuenta y sin siquiera plantearnos si queremos hacerlas.

Meditar es el acto de ser consciente de lo que queremos hacer o estamos haciendo. Es parar y mirar a nuestro alrededor. Es ver dónde estamos y cómo estamos, y darnos cuenta de si pisamos tierra o cemento, si paseamos por un campo o por una carretera. Es darnos cuenta de que hay árboles y personas que pasan a nuestro lado. Es prestar atención, es despertar a esa vida que ya no reconocemos. Es comenzar a disfrutar del mundo real. Esto, ni más ni menos, es meditar.

Tania Martínez

¿Debo saber algo especial para meditar?

Como en todas las disciplinas, hay muchas maneras de meditar y muchos grados de meditación. Claro que nunca meditaremos igual que lo hace un monje budista. Pero ¡tampoco lo pretendemos! La meditación no es complicada, solo requiere de algo: disciplina.

Estar quieta, presente, atenta, es arduo, no te lo voy a negar. Esa sensación de «no hacer nada» es muy difícil de lograr. Lo primero que suele aparecer es un runrún interior con todas las tareas y todas las cosas que has dejado pendientes de hacer precisamente por «estar aquí sin hacer nada». Estamos tan desconcertadas con esta práctica que el cuerpo y la mente se sienten incómodos haciéndolo. Lo rechazan. Y es aquí donde debes ser firme. Donde debes practicar tu disciplina.

A meditar se aprende meditando.
Intentándolo una y otra vez, aunque fracases.

No hay nadie más sabio que tú, pero tienes que llegar a encontrarte. Todo está dentro de ti, solo que has puesto tantas y tantas capas encima de tus pensamientos, de tus deseos, que el simple hecho de intentar volver a esa dimensión te parece extraño, te hace sentir incómoda y no tienes la suficiente paciencia para comenzar este proceso una y otra vez.

Desde la Antigüedad se han desarrollado muchas maneras de conectar con nosotros mismos. Ahora verás varias formas de hacerlo. Tan solo escoge aquella que te sea más sencilla, y una vez que comiences a hacerla inclúyela en tu rutina diaria. No esperes nada, pero ponte el firme objetivo de hacerlo, aunque tu ego y tu mente consciente te digan que estás perdiendo el tiempo.

¿Cómo incluyo la meditación en mi rutina diaria?

Para comenzar con una rutina de meditación:

1. Elige el momento del día en que vas a querer realizar tu práctica. Los beneficios de la misma se van a ver a lo largo del tiempo, por lo que te recomiendo que elijas un horario que puedas cumplir y en el que no tengas muchas distracciones alrededor. Si quieres un consejo, para mí y para mucha gente como yo es más sencillo realizar la rutina de meditación por las mañanas, antes de que el resto de la casa se despierte.

2. Siéntate o túmbate. No necesitas nada más para hacerla. En cualquiera de los dos casos es bueno que lo hagas con la espalda recta, intentando aliviar y aligerar cualquier tensión que haya en el cuerpo. Cierra los ojos. Si eres nueva meditando, concéntrate en la respiración. Inhala por la nariz lentamente y exhala por la nariz lentamente. Poco a poco notarás cómo la respiración se hace cada vez más lenta y comienzas a encontrarte con cierta sensación de paz.

Tania Martínez

Es normal que ahora aparezcan un montón de pensamientos, de tareas sin resolver... No pasa nada. Todo lo que va surgiendo mientras estás concentrada, consciente, en silencio, son cosas sin solucionar, temas pendientes. Es bueno que vayan apareciendo, ya que solo mediante estas sesiones de consciencia muchas de ellas pueden tomar forma y salir a la luz. El resto del día solemos estar demasiado ocupadas para verlas o escucharlas. Déjate llevar. No juzgues nada de lo que vaya apareciendo. Por algo está ahí. Tiene un mensaje para ti y debes tomarlo a su debido tiempo.

No salgas corriendo

Has hecho tu primera práctica de meditación, ¿verdad? Y no te ha gustado nada. Para empezar, te has sentido incómoda. Te dolía todo el cuerpo y tan solo llevabas cinco minutos en la misma postura. El aire subía y bajaba de una forma tan lenta que parecía que ibas a dejar de respirar. Y para colmo, todo aquello que conscientemente —o no de manera tan consciente— habías olvidado, ha comenzado a salir.

—¡No! ¡Definitivamente, no! No quiero seguir. ¿Qué es esto? ¿Una tortura china? ¿Una manera de volver sobre lo mismo? ¿No se suponía que llegando a los cincuenta años me iba a sentir más libre? Y no solo no está pasando, sino que encima aparecen delante de mí todos esos pensamientos que me ha costado tanto tapar.

Bien, amiga. Por fin has comenzado a entenderlo. Vas por buen camino. Pero recuerda: esto es tan solo el comienzo. Ahora queda el camino más difícil, incorporarlo en tu rutina, en tu día a día. Y para ello necesitas paciencia, constancia y determinación.

¿Sabes cuál es la frase que repiten los maestros budistas? Siéntate durante diez minutos al día a meditar, a no ser que estés ocupada y no tengas tiempo, porque entonces es que necesitas meditar durante una hora para calmar tu mente.

De eso se trata, precisamente. De quitar todas las distracciones e ir pelando esas capas que cual cebolla has ido colocando encima de ti y que poco a poco van resultando una carga para el cuerpo, para la mente y para encontrar un sentido a tu vida. Ya sabes, si no quieres meditar, es que debes meditar, así que, ¡medita!

Con la meditación fomentarás dos cualidades:

1. La mente de principiante

¿Recuerdas cuando eras niña y todo te asombraba? Cada cosa que pasaba a tu alrededor conseguía emocionarte, sorprenderte. Todo era nuevo y el mero hecho de descubrirlo y disfrutarlo hacía que cada momento fuera mágico. Ahora todo ha cambiado. Todo se rige por unas normas y unas reglas que has convertido en reglas universales tan rígidas que comienzan a ser una losa para vivir feliz y encontrarte a ti misma. Por ello, el objetivo es volver a ver las cosas como si las vieras por primera vez. Esta es la llamada mente del principiante.

Tania Martínez

- **Actividad 1. Ejercicio de mente de principiante**
Elige una actividad, la que quieras, a realizar en tu día a día durante esta semana. Obsérvala desde una mente de principiante. Fíjate en los colores, el contexto, el ambiente e intenta disfrutarla como si fuera la primera vez. ¿Qué has sentido?

2. El abandono del yo crítico

Todos tenemos dentro un par de vocecitas que en las culturas ancestrales estaban representadas por el yin y el yang, por el «bien» y el «mal». Una de esas vocecitas es la que nos anima a seguir, a disfrutar de la vida, a arriesgarnos, a aprender cosas nuevas… La otra de las vocecitas hace todo lo contrario. Tendemos a creer que esa voz que escuchamos es la de nuestra conciencia, la voz de la verdad, y tendemos a hacer caso de todo aquello que nos dice. ¿Pero sabes una cosa? Eso no es así. ¿Qué sentido tiene que una voz te esté desestabilizando continuamente, que te genere miedo, terror, y que paralice una y otra vez todas las acciones que quieres pero no te atreves a hacer? Ninguno.

Por ello, la meditación te da la perspectiva para volver a darle su sitio a tu voz interior. Para darle su espacio. Y a la vez para preguntarle a tu yo crítico qué te está queriendo decir, de qué te está queriendo avisar.

Necesitas crear espacio en la mente para ver las cosas desde diferentes ángulos, y ese trabajo solo va a permitirte realizarlo la meditación.

- **Actividad 2. Identifica a tu vocecita interior crítica y escucha lo que te está diciendo**
Es necesario identificar lo que tu voz interior critica de ti. ¿Qué dice cuando te miras en el espejo por las mañanas? ¿Qué dice cuando te planteas una nueva meta? ¿Qué dice cuando te propones hacer algo diferente?

Tipos de meditación

A través de la respiración

A través de esta meditación entras en contacto con la respiración. Se suele comenzar a respirar inhalando por la nariz, soltando todo el aire por la boca y repitiendo esta acción tres veces. A partir de aquí comienza a observar el aire que entra por la nariz y el recorrido que lleva hasta el estómago. Y después comienza el proceso de exhalación en sentido inverso, también realizando la respiración a través de la nariz.

Los budistas se ayudan en esta meditación nombrando mentalmente los pasos por los que pasan y contando el tiempo que permanecen en ellos de la siguiente manera: inspirando uno, exhalando uno. Y continuarían hasta cinco y después en sentido inverso: inspirando dos, exhalando dos. Así todo el tiempo que dure la meditación.

Esta meditación es conocida en los textos antiguos como meditación *samatha*.

Tania Martínez

A través de la repetición de frases

O meditación *metta*. Es un tipo de meditación budista que está dedicada a enviar amor en forma de energía a nosotros mismos y a otros que tenemos alrededor. Esta meditación está indicada para cultivar la autoestima y la autoaceptación. Se centra no tanto en la meditación, sino en la repetición de una serie de frases. Estas se repetirán de una forma consciente durante el tiempo en el que estés meditando. Debes intentar repetirlas de una forma *mindfulness* y con consciencia:

- Que pueda estar segura, tranquila y libre de sufrimiento.
- Que pueda ser feliz y con salud.
- Que pueda ser fuerte y tener confianza en mí misma.

El objetivo de repetir las frases es poder centrar tu atención en cuanto esta se disperse. La meditación *metta* o del corazón te ayuda a mejorar la autoestima. Es buena para crear una rutina de meditación diaria.

Meditación caminando

En este tipo de meditación, si lo haces de una manera formal, deberías delimitar el camino que vas a seguir, acotarlo. Suele tener una longitud igual a diez pasos. A partir de aquí tu atención se concentrará en su realización, primero hacia delante y posteriormente en sentido inverso. En este camino, en lugar de centrarte en la respiración, lo harás en la manera en la que levantas cada uno de los pies.

Con los ojos abiertos, levanta inicialmente un pie. Coloca luego este pie en el suelo comenzando por el talón y posteriormente por la punta. En el momento en el que la punta del pie esté en el suelo, levanta el siguiente pie. Para que te sea más llevadera esta práctica, puedes ir nombrando las acciones como hacías con la respiración. Tendríamos: levantando, levantando, apoyando, apoyando. Y así hasta que completes el recorrido.

Meditaciones temáticas o visualizaciones

Existen varias meditaciones temáticas asociadas a un determinado tema o momento. Mediante la escucha de una voz irás poco a poco entrando en la meditación. Te recomiendo para ello el pódcast «Medita con Paz», de Paz Calap —mi maestra y amiga que me ayudó en el camino a redescubrir mi verdadero yo—. Es gratuito y en él puedes elegir cuál es la meditación que se ajusta a ti en cada situación: para superar una ruptura, para superar el sufrimiento, para dejar de lado el miedo…

Meditación informal

Tienes que saber que puedes meditar en cualquier momento de la vida. Tan solo debes concentrarte en el aquí y el ahora. Así, puedes meditar lavando los platos, en un atasco, en el metro… Se trata solo de estar aquí y ahora concentrada específicamente en realizar aquello que estás haciendo. Sin distracciones. Sin juzgar. Así de simple.

Tania Martínez

También puedes meditar andando, corriendo, cocinando... Concentrándote en el acto que estás realizando. Como ves, meditar trata de dejar todo el ruido que existe a tu alrededor para fijarte en aquello que estás sintiendo en ese preciso instante.

Ejercicio 25

Elige una de las diferentes prácticas de meditación y proponte hacerla en los próximos veintiún días. Apunta tus progresos en el Cuaderno de trabajo 3.

Empieza con cinco minutos y vete subiendo el tiempo que le dedicas. Y ya sabes: no esperes nada. No te juzgues, pero sobre todo no te rindas. A mí me costó mucho comenzar a meditar. Se me hacía eterno el tiempo que pasaba con los ojos cerrados pensando en mis cosas, pero, al final, es uno de los mejores regalos que me he llevado de este proceso.

La gratitud

> *La gratitud es la memoria del corazón.*
> LAO TSE

La mente tiende a jugarnos malas pasadas y a recordar de un evento prácticamente lo que quiere. Es selectiva, y esta selección que realiza suele balancearla hacia los actos negativos que ocurren durante el día.

Si has pasado un día fantástico con tus amigos, y has estado serena, tranquila, con una conversación agradable y disfrutando del día, solo te acordarás de ese comentario que no te ha gustado sobre ti, tus hijos o tu marido. Eliminas todo el contexto de la situación, y te centras simplemente en aquello que a tus ojos no ha estado bien. Y con ello realizas un resumen sesgado de la situación, así como de la percepción de la misma.

Te pasan más cosas buenas de las que tu mente guarda y considera. Y es por ello que, al no recordarlas, crees que no han sucedido. Por eso es bueno llevar un diario de gratitud.

Ser agradecido mejora el cuerpo y la mente.

En lo físico mejorará tu sistema inmune, dormirás más y tu salud también mejorará. En lo psicológico tendrás mayores niveles de emociones positivas y serás más optimista. En lo social te mostrarás más generosa, más compasiva y te sentirás menos sola. ¿Por qué? Porque la gratitud permite valorar las cosas que te ocurren. Si valoras algo, le asignas inmediatamente un espacio en tu vida. Y además, te permite bloquear las emociones negativas. No se puede estar a la vez agradecida y resentida. Permite también mejorar la autoestima. Una vez que comienzas a valorar lo que otros hacen por ti o contigo, empiezas a valorarte más a ti misma.

El sentimiento de gratitud no corresponde a una de las

emociones básicas que vienen de serie, por eso no todo el mundo puede experimentarla. La gratitud hay que practicarla.

Ejercicio 26

Comienza tu diario de gratitud.

Para llevar a cabo un diario de gratitud tan solo necesitas dos cosas: un cuaderno y un lápiz o bolígrafo. Intenta que el cuaderno que elijas sea bonito, uno que te inspire buenas vibraciones. Si no, no pasa nada. Eso sí, el cuaderno lo utilizarás solo para escribir y hacer seguimiento de aquellas cosas a agradecer.

1. Lleva a cabo tu diario de gratitud en un momento fijo del día. Muchas personas lo realizan por la noche, justo unos minutos antes de dormir.

2. Pregúntate qué ha pasado durante la jornada, por qué deberías estar agradecida. Comienza pensando en cinco momentos.

3. Sé específica y detallista. Se trata de que describas la situación con tanto detalle que cuando la releas, te puedas transportar a ese preciso instante. El arte de la felicidad está siempre en las pequeñas cosas.

Y así, hemos llegado al final de este viaje. Espero que este final sea el principio de tu nueva vida. La vida que te mereces. Piensa que todo está esperándote ahí fuera, pero tienes que dedicar tiempo a identificar tus objetivos y a ponerlos en práctica.

En estos capítulos has puesto en marcha el mapa de tu nueva vida. Ahí están las herramientas que necesitas para disfrutar, para estar guapa, joven y con energía, y que te ayudarán a estar mucho más tiempo en este estado, porque envejecerás con salud. Todo ello te hará recorrer el camino que hayas elegido. Como en cualquier mapa, habrá veces que te pierdas, que te equivoques, que no sepas entender bien las señales y que te hagan tomar un camino que no era el que esperabas. No pasa nada. Ajusta tu brújula. Para eso has aprendido a leerla. Agarra fuerte el timón y no dejes que se mueva en otra dirección que no sea la que tú decidas. Y permíteme un consejo: hazte con tu amuleto en este final del trayecto, la meditación y la gratitud consiguen cambiar patrones en el cerebro y en la mente, y te harán más fáciles las cosas si la vida se pone fea. Todo es cuestión de actitud.

En tus manos está. Es el momento de cambiar tu vida. ¡Atrévete!

Ahora sí tienes todo lo que necesitas para ser feliz.

Bienvenida a los cincuenta.

Tania Martínez

CUADERNO
DE TRABAJO 3

A por
mi destino

MI PLAN
DE VIDA

AGRADECIENDO CÓMO SOY

Cerrando etapas para abrir nuevos horizontes.

Antes de continuar, escribe qué es lo que te ha aportado estar como estás, como eres ahora.

Tu plan de vida

El mapa

Lo que comes	Lo que bebes	Lo que te mueves
Capítulo 8	**Capítulo 8**	**Capítulo 11**

El destino

La brújula

Lo que respiras	Lo que duermes	Tu amuleto
Capítulo 12	**Capítulo 9**	**Capítulo 13**

El timón

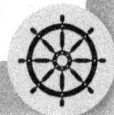

El estrés que regulas
Capítulo 10

EL
DESTINO

¿Cuál es mi destino?

*Escribe ahora cuál has decidido que sea tu destino.
Describe con detalle quién quieres ser física, profesional
y emocionalmente.*

Tania Martínez

LO QUE COMO

Si tienes alguno de los síntomas descritos en el capítulo 8 que te hagan pensar que tienes exceso de azúcar en el organismo, reduce durante veintiún días su consumo y registra cómo te sientes.

Día 1

Día 2

Día 3

Día 4

Día 5

Día 6

Día 7

Día 8

Día 9

Día 10

Día 11

Día 12

Día 13

Día 14

Día 15

Día 16

Día 17

Día 18

Día 19

Día 20

Día 21

Tania Martínez

LO QUE COMO

Reduce durante veintiún días el consumo de harina blanca y de arroz de grano blanco, seas o no intolerante al gluten, y registra cómo te sientes.

Día 1
....

Día 2
....

Día 3
....

Día 4
....

Día 5
....

Día 6
....

Día 7
....

Día 8
....

Día 9
....

Día 10
....

Día 11
....

Día 12
....

Día 13
....

Día 14
....

Día 15
....

Día 16
....

Día 17
....

Día 18
....

Día 19
....

Día 20
....

Día 21
....

Tania Martínez

LO QUE COMO

Reduce durante veintiún días el consumo de lácteos y sustitúyelos por leche de avena, de soja o de almendra, y registra cómo te sientes.

Día 1

Día 2

Día 3

Día 4

Día 5

Día 6

Día 7

Día 8

Día 9

Día 10

Día 11

Día 12

Día 13

Día 14

Día 15

Día 16

Día 17

Día 18

Día 19

Día 20

Día 21

Tania Martínez

LO QUE
COMO

Si quieres comprobar el efecto de la carne roja en tu cuerpo,
deja su consumo por un periodo de cinco a siete días
y observa si te encuentras más deshinchada.
Registra cómo te sientes.

Día 1

Día 2

Día 3

Día 4

Día 5

Día 6

Día 7

ASÍ ME ALIMENTO

Construyo mi menú según las premisas aprendidas.

Organiza tu nuevo menú para comenzar a disfrutar de tu nueva fuente de energía a partir de estas pautas:

- Recuerda incluir proteínas en todas las comidas. Medio kilo por kilo de peso.
- Consume cuatro tazas al día de verdura.
- Incorpora treinta mililitros de agua por kilo de peso en tu menú diario, pero intenta no tomarla en las comidas ni que sea muy fría.
- Consume vitaminas como la C, la B6 o la B12 en comida o suplementos.
- Consume minerales como el calcio o el magnesio.

A continuación tienes unas plantillas para rellenar tu plan semanal de comida.

Tania Martínez

LUNES

Desayuno	Comida	Cena

MARTES

Desayuno	Comida	Cena

MIÉRCOLES

Desayuno	Comida	Cena

Cincuenta a mis espaldas y a mí me importa un bledo

JUEVES

Desayuno	Comida	Cena

VIERNES

Desayuno	Comida	Cena

SÁBADO

Desayuno	Comida	Cena

DOMINGO

Desayuno	Comida	Cena

Tania Martínez

LO QUE DUERMO

*Descubre cuál ha sido tu patrón de sueño
a lo largo de tu vida. ¿Eres alondra o búho?*

¿ERES ALONDRA?

....

....

....

....

....

¿ERES BÚHO?

....

....

....

....

....

LO QUE DUERMO

¿Duermo las horas que necesito?

Haz el test de la cuchara. Sáltate el café matutino. Después de comer sube a tu habitación y baja las persianas. Túmbate en la cama con la cuchara en la mano y la mano que sobresalga de la cama. Mira el reloj cuando te estés quedando dormida y también cuando te despiertes con el ruido que haga al caer la cuchara.

FECHA	MINUTOS DE SUEÑO

Tania Martínez

LO QUE
DUERMO

Restablece durante los próximos veintiún días tu ciclo circadiano según las siguientes pautas:

- Levántate dos horas antes de la hora a la que estés acostumbrada.
- Exponte nada más levantarte a la luz solar.
- Desayuna lo antes posible.
- Cambia tu rutina de ejercicio a las mañanas.
- Fija horarios de comida.
- No tomes café a partir de las dos de la tarde.

Si sigues estas recomendaciones durante tres semanas habrás restaurado tu ciclo y lo habrás adaptado al proceso natural de día-noche. Con ello te sentirás más conectada contigo misma, mejor, más centrada y más contenta, y dormirás mejor.

Ejercicio 11

LO QUE
DUERMO

Elimina el café de tu vida o redúcelo al de la mañana durante los próximos diez días, y anota la cantidad de cafés diarios que tomas.

Día 1

Día 2

Día 3

Día 4

Día 5

Día 6

Día 7

Día 8

Día 9

Día 10

Tania Martínez

DIARIO DE SUEÑO

¿Cuál de los remedios para mejorar la calidad del sueño vas a poner en práctica durante la próxima semana? Anota tus acciones y registra si la cantidad y la calidad del sueño mejoran. Después de los primeros siete días sigue anotando las semanas siguientes hasta completar el mes.

LUNES

¿Has cenado ligero?

Hora de acostarse

Hora de levantarse

¿Has apagado el móvil dos horas antes?

¿Has hecho ejercicio de respiración?

¿Has eliminado el café?

¿Has tomado suplementos?

¿Tienes lista tu habitación?

MARTES

¿Has cenado ligero?

Hora de acostarse

Hora de levantarse

¿Has apagado el móvil dos horas antes?

¿Has hecho ejercicio de respiración?

¿Has eliminado el café?

¿Has tomado suplementos?

¿Tienes lista tu habitación?

MIÉRCOLES

¿Has cenado ligero?

Hora de acostarse

Hora de levantarse

¿Has apagado el móvil dos horas antes?

¿Has hecho ejercicio de respiración?

¿Has eliminado el café?

¿Has tomado suplementos?

¿Tienes lista tu habitación?

Cincuenta a mis espaldas y a mí me importa un bledo

JUEVES

¿Has cenado ligero?

Hora de acostarse

Hora de levantarse

¿Has apagado el móvil
dos horas antes?

¿Has hecho ejercicio
de respiración?

¿Has eliminado
el café?

¿Has tomado
suplementos?

¿Tienes lista tu
habitación?

VIERNES

¿Has cenado ligero?

Hora de acostarse

Hora de levantarse

¿Has apagado el móvil
dos horas antes?

¿Has hecho ejercicio
de respiración?

¿Has eliminado
el café?

¿Has tomado
suplementos?

¿Tienes lista tu
habitación?

SÁBADO

¿Has cenado ligero?

Hora de acostarse

Hora de levantarse

¿Has apagado el móvil
dos horas antes?

¿Has hecho ejercicio
de respiración?

¿Has eliminado
el café?

¿Has tomado
suplementos?

¿Tienes lista tu
habitación?

DOMINGO

¿Has cenado ligero?

Hora de acostarse

Hora de levantarse

¿Has apagado el móvil
dos horas antes?

¿Has hecho ejercicio
de respiración?

¿Has eliminado
el café?

¿Has tomado
suplementos?

¿Tienes lista tu
habitación?

Tania Martínez

CONTROLO MI ESTRÉS

Para reducir el cortisol existen varios ejercicios. Uno de ellos es la práctica del doctor Roger Callahan que consiste en dar pequeños golpecitos en el llamado punto gama. ¿Cuántas veces lo has puesto en práctica este mes?

Día 1	Día 12	Día 23
Día 2	Día 13	Día 24
Día 3	Día 14	Día 25
Día 4	Día 15	Día 26
Día 5	Día 16	Día 27
Día 6	Día 17	Día 28
Día 7	Día 18	Día 29
Día 8	Día 19	Día 30
Día 9	Día 20	Día 31
Día 10	Día 21	
Día 11	Día 22	

CONTROLO
MI ESTRÉS

Para serenar tu sistema cardiovascular, elige el ejercicio de respiración que más te guste y practícalo a lo largo de todo este mes. ¿Cuántas veces lo has puesto en práctica? Anótalo en la tabla.

Día 1	Día 12	Día 23
Día 2	Día 13	Día 24
Día 3	Día 14	Día 25
Día 4	Día 15	Día 26
Día 5	Día 16	Día 27
Día 6	Día 17	Día 28
Día 7	Día 18	Día 29
Día 8	Día 19	Día 30
Día 9	Día 20	Día 31
Día 10	Día 21	
Día 11	Día 22	

Tania Martínez

CONTROLO
MI ESTRÉS

Los ejercicios denominados de terapia psicosensorial también sirven para serenar el sistema cardiovascular. ¿Cuántas veces lo has puesto en práctica este mes?

Día 1	Día 12	Día 23
Día 2	Día 13	Día 24
Día 3	Día 14	Día 25
Día 4	Día 15	Día 26
Día 5	Día 16	Día 27
Día 6	Día 17	Día 28
Día 7	Día 18	Día 29
Día 8	Día 19	Día 30
Día 9	Día 20	Día 31
Día 10	Día 21	
Día 11	Día 22	

ME
MUEVO

Ejercicio para comenzar a moverme.

Si de momento no te gusta ningún tipo de ejercicio, prueba a salir a caminar treinta minutos al día durante este primer mes. ¿Cuántas veces lo has cumplido?

Día 1

Día 2

Día 3

Día 4

Día 5

Día 6

Día 7

Día 8

Día 9

Día 10

Día 11

Día 12

Día 13

Día 14

Día 15

Día 16

Día 17

Día 18

Día 19

Día 20

Día 21

Día 22

Día 23

Día 24

Día 25

Día 26

Día 27

Día 28

Día 29

Día 30

Día 31

Tania Martínez

ME MUEVO

Planifico mi mes.

¿Cuáles son los días destinados para hacer ejercicio?
No son negociables una vez que rellenes el calendario.

Día 1

Día 2

Día 3

Día 4

Día 5

Día 6

Día 7

Día 8

Día 9

Día 10

Día 11

Día 12

Día 13

Día 14

Día 15

Día 16

Día 17

Día 18

Día 19

Día 20

Día 21

Día 22

Día 23

Día 24

Día 25

Día 26

Día 27

Día 28

Día 29

Día 30

Día 31

Cincuenta a mis espaldas y a mí me importa un bledo

ME
MUEVO

Planifico los ejercicios a realizar durante la próxima semana.

Selecciona la actividad entre los ejercicios de fuerza, resistencia y flexibilidad.

DÍA 1

Actividad

Hora   Ronda

Repeticiones

DÍA 2

Actividad

Hora   Ronda

Repeticiones

DÍA 3

Actividad

Hora   Ronda

Repeticiones

DÍA 4

Actividad

Hora   Ronda

Repeticiones

DÍA 5

Actividad

Hora   Ronda

Repeticiones

DÍA 6

Actividad

Hora   Ronda

Repeticiones

DÍA 7

Actividad

Hora   Ronda

Repeticiones

Tania Martínez

RESPIRO

Ejercicio de respiración del doctor Stough.

Mejora la respiración utilizando el aire que tu cuerpo necesita. Aprende a retener el aire que inspiras y expiras. Inhala por la nariz. Comienza a exhalar contando del uno al diez tantas veces como puedas. Cuando estés llegando al final de tu capacidad, continúa contando con la boca, aunque no expulses más aire.

Día 1

Día 2

Día 3

Día 4

Día 5

Día 6

Día 7

Día 8

Día 9

Día 10

Día 11

Día 12

Día 13

Día 14

Día 15

Día 16

Día 17

Día 18

Día 19

Día 20

Día 21

Día 22

Día 23

Día 24

Día 25

Día 26

Día 27

Día 28

Día 29

Día 30

Día 31

RESPIRO

Vuelvo a respirar por la nariz.

Durante el día estate atenta y preocúpate de intentar respirar siempre por la nariz. Prueba también a hacerlo por la noche sellando tus labios con un pequeño esparadrapo hipoalergénico. No te preocupes. No te vas a ahogar. El truco es posicionar el esparadrapo simplemente en la parte central de los labios. ¿Has conseguido dormir toda la noche durante el último mes?

Día 1	Día 12	Día 23
Día 2	Día 13	Día 24
Día 3	Día 14	Día 25
Día 4	Día 15	Día 26
Día 5	Día 16	Día 27
Día 6	Día 17	Día 28
Día 7	Día 18	Día 29
Día 8	Día 19	Día 30
Día 9	Día 20	Día 31
Día 10	Día 21	
Día 11	Día 22	

Tania Martínez

RESPIRO

Ejercicio de respiración perfecta.

Realiza diariamente una práctica de respiración perfecta al acostarte y al levantarte. Recuerda que la inhalación dura 5,5 segundos, lo mismo que la exhalación. La respiración perfecta sigue el siguiente patrón: inhala en uno-dos-tres-cuatro-cinco-seis. Exhala en uno-dos-tres-cuatro-cinco-seis. ¿Cuántas veces has conseguido hacerla en este mes?

MINUTOS

Día 1	Día 12	Día 23
Día 2	Día 13	Día 24
Día 3	Día 14	Día 25
Día 4	Día 15	Día 26
Día 5	Día 16	Día 27
Día 6	Día 17	Día 28
Día 7	Día 18	Día 29
Día 8	Día 19	Día 30
Día 9	Día 20	Día 31
Día 10	Día 21	
Día 11	Día 22	

RESPIRO

Ejercicio de respiración diafragmática.

Realiza de veinte a treinta respiraciones al día de este tipo de respiración. Recuerda que inhalas expandiendo el abdomen y exhalas contrayéndolo. ¿Cuántas veces has conseguido hacerla en este mes?

REPETICIONES

Día 1	Día 12	Día 23
Día 2	Día 13	Día 24
Día 3	Día 14	Día 25
Día 4	Día 15	Día 26
Día 5	Día 16	Día 27
Día 6	Día 17	Día 28
Día 7	Día 18	Día 29
Día 8	Día 19	Día 30
Día 9	Día 20	Día 31
Día 10	Día 21	
Día 11	Día 22	

Tania Martínez

RESPIRO

Ejercicio de respiración básica.

*Inhala y exhala utilizando las tres cámaras de los pulmones.
Inhala a la altura del abdomen, continúa a la altura del pecho
y termina con una inhalación clavicular. Retén el aire unos
segundos y comienza a expulsar en sentido inverso.
¿Cuántas veces has conseguido hacerla en este mes?*

REPETICIONES

Día 1	Día 12	Día 23
Día 2	Día 13	Día 24
Día 3	Día 14	Día 25
Día 4	Día 15	Día 26
Día 5	Día 16	Día 27
Día 6	Día 17	Día 28
Día 7	Día 18	Día 29
Día 8	Día 19	Día 30
Día 9	Día 20	Día 31
Día 10	Día 21	
Día 11	Día 22	

RESPIRO

Ejercicio de respiración cuadrada.

La respiración cuadrada se realiza inhalando en dos tiempos, reteniendo en dos tiempos, expirando en cuatro tiempos y reteniendo en dos tiempos. ¿Cuántas veces has conseguido hacerla en este mes?

REPETICIONES

Día 1	Día 12	Día 23
Día 2	Día 13	Día 24
Día 3	Día 14	Día 25
Día 4	Día 15	Día 26
Día 5	Día 16	Día 27
Día 6	Día 17	Día 28
Día 7	Día 18	Día 29
Día 8	Día 19	Día 30
Día 9	Día 20	Día 31
Día 10	Día 21	
Día 11	Día 22	

Tania Martínez

MEDITO

Selecciona la meditación que realizarás este mes y anota los progresos conseguidos. ¿Cuántas veces has meditado este mes? ¿Cuántos minutos?

TIPO

Día 1	Día 12	Día 23
Día 2	Día 13	Día 24
Día 3	Día 14	Día 25
Día 4	Día 15	Día 26
Día 5	Día 16	Día 27
Día 6	Día 17	Día 28
Día 7	Día 18	Día 29
Día 8	Día 19	Día 30
Día 9	Día 20	Día 31
Día 10	Día 21	
Día 11	Día 22	

MEDITO

Comienza tu diario de gratitud.

¿Por qué estás agradecida? ¿Qué ha pasado en el día?
Recuerda ser específica y detallista.

....

....

....

....

....

....

....

....

....

Tania Martínez

*Si te ha gustado puedes obtener más información en **www.loscincuenta.es***

www.ingramcontent.com/pod-product-compliance
Lightning Source LLC
Chambersburg PA
CBHW032050020426
42335CB00011B/264